医師は変われるか

―― 医療の新しい可能性を求めて ――

昭和大学医学部公衆衛生学専任講師
米国財団法人　野口医学研究所評議員

真野俊樹

はる書房

はじめに

　この本の目的は、医師を含めさまざまな方に、医師のいろいろな状況、今後の可能性をお知らせすることである。医療についてはさまざまな書籍が変革の必要性を説いているが、その変革の中心たるべき医師に焦点を絞ったものは見られない。

　そこで、この本のⅠ部では、まず医師になるみちのりと医師のおかれている状況について触れ、さらに医師が職場をかわったり転職したりする状況・問題点を取り上げた。ついでⅡ部では、医業に加え、医学・医療に新しい考え方を導入しようとしている医師や、純粋な医業以外で活躍されている何人かの医師へのインタビューを収録した。最後にⅢ部で、現在の医療に訪れている変化をトピック的に取り上げている。できれば医療・医師がどうなっているのか、いくのかという視点で専門外の方にも読んでいただきたいと思っている。

　現在私は、東京にある昭和大学医学部公衆衛生学教室で専任講師として勤務しているが、ここにいたるまでにいくつかの職場を経験してきた。例えば、内科臨床医、留学、2つの製薬企業である。また、医師・医学博士以外にも、介護支援専門員（ケアマネジャー）や、経営学修士（MBA）を取得する機会にも恵まれた。もちろん私ひとりの経験などたいしたことではないのだが、医業外の仕事にたずさわる人たちと交わることによって、自分がそれまで知らなかったことに目を開かされ、以前とは違った視点で医療の世界を眺められるようになったことは幸いだった。

　医師には閉塞感が漂っている、と私は思う。これは主として、医師数の増加と収入の減少によっている。実際には医師の将来はどうなのであろうか？　医学という高度で重要な知識をもった医師の新たな可能性を探ってみたくなったというのが本書を書こうと思ったきっかけである。

最初に、現在の医療をめぐる状況について簡単に触れる必要があろう。最近のニュースでは、医療事故の問題と警察の不祥事以外の話題はなくなってしまったのかと勘違いするくらいに、医療をめぐる暗い話題には事欠かない。しかし、日本の医療はそんなにひどいものであろうか？

【米国での体験】
　私事であるが、米国留学中に日本では考えられない光景をいくつか目にした。
　まずは、保険料についてである。当時（1995年）私は、米国の医療保険制度に詳しくなかったために、留学先の大学で一般的といわれる保険に入った。留学中であったために、収入は年3万ドル弱（約270万円：当時、1ドル90円）であったのだが、保険料として年間数千ドルも支払うことになった。
　また、医療機関を受診したときに、保険の有無をしつこく追求されたのに驚いた。ただ、これは米国に無保険者が3000万から4000万人いることを知ってからはさもありなんと納得してはいる。
　最も驚いたのは友人の話を聞いたときだった。身重の妻をかかえていた友人は、その出産に際して入院費用が高いために出産日（経産）に即日帰宅したという。1日の入院費は30万円弱に及んだそうである[1]。これは普通のことだということであった[2]。

表-1　粗死亡率・年齢調整死亡率・乳児死亡率——国際比較(1997)

	粗死亡率[1]（人口千対）		年齢調整死亡率[2]（人口千対）		乳児死亡率（出生千対）
	男	女	男	女	
日本	8.1	6.5	7.1	3.8	3.7
カナダ[3]	7.6	6.6	8.4	5.2	6.0
アメリカ合衆国[4]	9.2	8.4	9.9	6.1	7.8
フランス[4]	9.6	8.4	9.8	4.5	5.9
ドイツ[3]	10.3	11.3	10.1	6.0	5.3
オランダ[3]	8.9	8.6	9.5	5.6	5.5
スウェーデン[3]	10.9	10.3	8.3	5.1	3.7
イギリス[4]	10.8	11.2	9.7	6.2	6.2
オーストラリア[4]	7.6	6.6	8.7	5.3	5.9
ニュージーランド[5]	8.3	7.4	9.7	6.3	7.3

（日本：世界一）

注1：粗死亡率は、年齢調整死亡率と併記したので粗死亡率と表したが、単に死亡率といっているものである。
注2：年齢調整死亡率の基準人口は新ヨーロッパ人口による。日本も同様である。
注3：1995年。注4：1994年。注5：1993年
資料：厚生省「人口動態統計」、WHO「World Health Statistics Annual 1996」

〔出典：大竹美喜『医療ビッグバンのすすめⅡ』（NHK出版）より〕

【変わりゆく日本の医療】

　医療を評価するにはいくつかの指標がある。日本の医療はその平均寿命の長さ、乳幼児死亡率の低さに代表されるように公衆衛生学的な観点からも、またアクセスのよさ、医療費の低さによって示されるように制度としても優れたものであると言える。しかし、高齢化・健康保険組合の財政悪化などからもわかるように医療改革の必然性は高い。

　そこで現在の医療における身近な問題点を考えてみよう。まず、やはり医師患者関係の悪化が挙げられよう。これは、民間

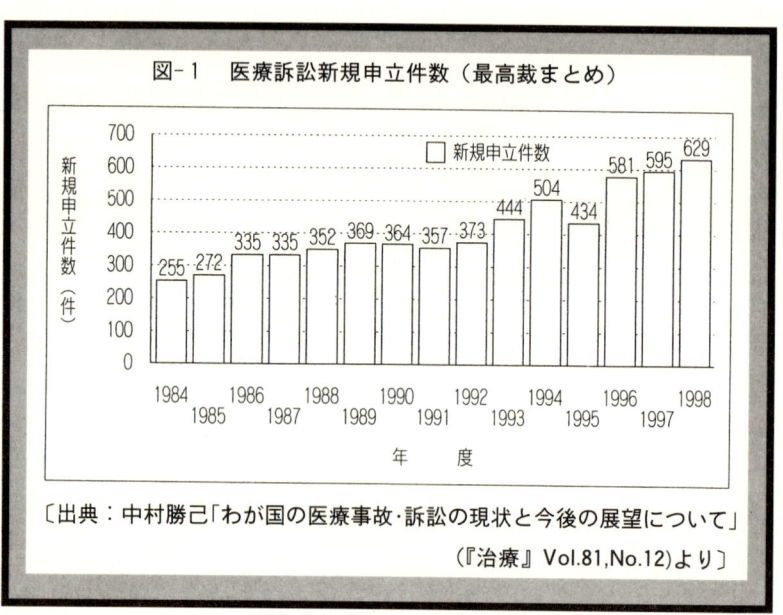

〔出典：中村勝己「わが国の医療事故・訴訟の現状と今後の展望について」

（『治療』Vol.81, No.12）より〕

療法をはじめとした根拠が曖昧な療法などの普及、マスメディアによる必ずしもある個人に適当でない治療知識などが普及したことと、さらには医療過誤の多発により、医師不信が以前にも増して高まったことに原因がある。基本的には、医療といえども自己責任であり、最終決定は本人あるいは血縁者が行なうのであるが、その助言者である医師の意見に対する信頼度が低下しているのはやはり由々しき事態である。

　次に技術・機器の進歩により、人と人のふれあいが減少したことがあげられる。これは医師が検査を重視するようになったためでもある。ハイテクに対してハイタッチがないことになる。また患者の大病院集中が著しい。そのために３時間待ちの３分診療といった批判がされるようになって久しい。加えて高齢化に対する対応、アレルギー性疾患の広がりにみられるような環

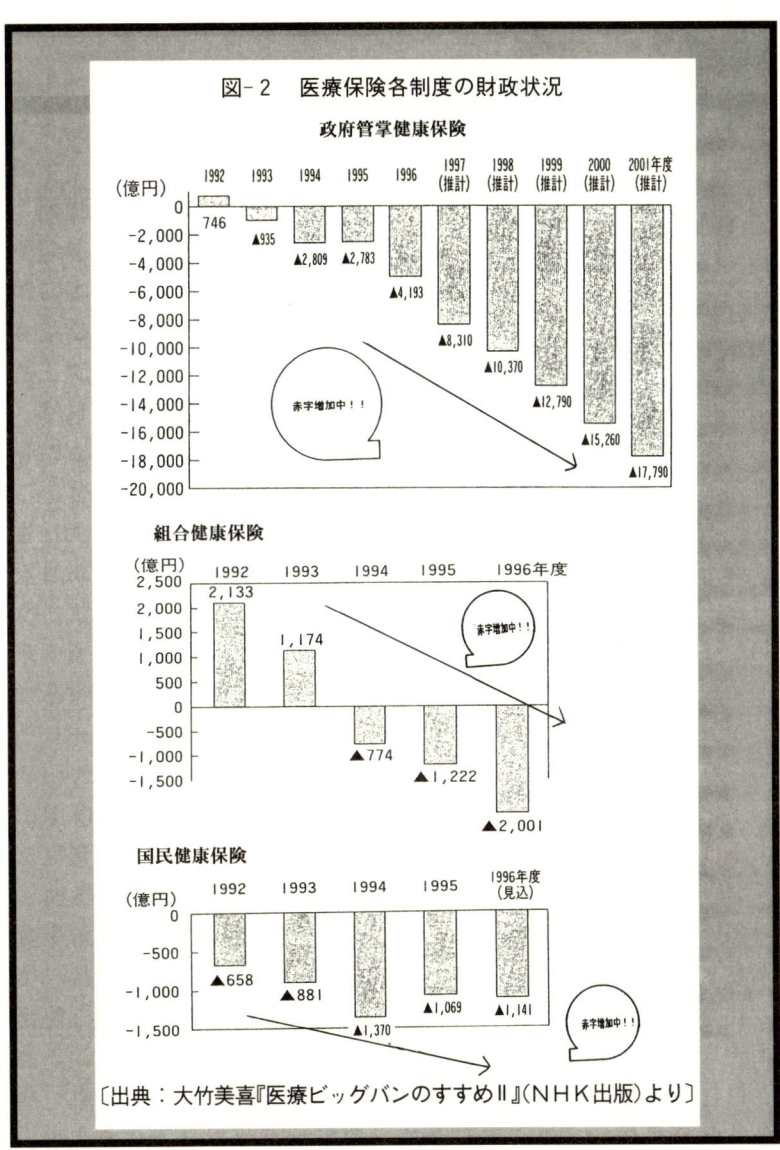

図-2 医療保険各制度の財政状況

〔出典:大竹美喜『医療ビッグバンのすすめⅡ』(NHK出版)より〕

表-2　OECD諸国の医療費（購買力平価）の状況（1995年）

国名	1人当たりの医療費 順位	金額（円）	医療費の対GDP比 順位	比率（％）
アメリカ	1	640,459	1	14.2
スイス	2	423,933	4	9.8
ルクセンブルク	3	387,727	21	7.0
ドイツ	4	375,072	2	10.4
カナダ	5	363,647	5	9.7
フランス	6	346,599	3	9.9
ノルウェー	7	320,059	10	8.0
アイスランド	8	311,798	8	8.2
オーストラリア	9	305,998	7	8.6
オランダ	10	303,713	6	8.8
ベルギー	11	292,640	11	8.0
オーストリア	12	287,192	13	7.9
日本	13	277,877	17	7.2
イタリア	14	264,870	14	7.7
フィンランド	15	241,318	15	7.7
デンマーク	16	240,440	23	6.4
スウェーデン	17	239,034	18	7.2
イギリス	18	218,997	22	6.9
ニュージーランド	19	211,439	19	7.1
アイルランド	20	194,391	24	6.4
スペイン	21	188,942	16	7.6
ポルトガル	22	181,912	9	8.2
チェコ	23	131,644	12	7.9
ギリシャ	24	123,559	25	5.8
韓国	25	117,056	26	5.3
ハンガリー	26	98,777	20	7.1
メキシコ	27	67,843	27	4.9

（日本：世界十三位）

（資料）医療費はOECD、Health Dataにより各国同一ベースで比較。
（注）1人当たり医療費は購買力平価に基づき算出したもの。1ドル＝175.76円、OECDの資料による医療費の範囲は、わが国の国民医療費より広い概念（わが国の国民医療費に含まれない非処方薬、OTCなどの医薬品、予防接種など公衆衛生計面、管理運営費、研究開発費等を含む）。

〔出典：濃沼信夫『医療のグローバルスタンダード』（株式会社ミクス）〕

境条件の変化など[3]である。
　このように優れた医療制度であった日本のシステムも根本的な見なおしを考える時期に来ていることは確かである。そしてその中で医師が果たすべき役割とは何であろうか？

【変わりゆく医師像】
　現在、医療の高度化に伴いチーム医療[4]が重要視されており、医師の権限はある意味では低下している。しかし、それとは逆に医師の単に指示・命令をするだけでないリーダーシップの重要性は以前よりも増しているのではないか？　敢えて誤解を恐れずにいえば医師が変わらなければ医療の改革は進まない。
　その意味で医療の担い手である医師の態度は極めて重要である。にもかかわらず、その医師の間に閉塞感を感じるのは私だけであろうか？　その原因は、医師の増加による需要と供給のバランスの悪化、保険点数の問題（収入が減ってしまうのではないかという危惧）、医療訴訟の問題（自分が訴えられるのではないかという恐怖）、勤務体系の問題などいろいろあろうが、あえて言えばまたそうした意味でも新しい医師のスタイル、医師像が私たち医師の間でも求められる時代となっているのである。

＊　＊　＊

　ところで、私のような若輩がこのような文章を書く機会に巡り合えたのには、ふたつ理由があると私は考えている。
　ひとつは、私のやっていることが面白いことであるからであろう。今、医療は激変期を迎えている。医師にとって一番大きな問題は医師数の増加である。需要・供給のバランスを考えればわかるように、供給が多くなるということは、患者にとっては常識的にプラスであるが、医師にとってはマイナスである。

さらに、本文中で順に触れていくが、医療界では様々な変革がなされたし、また今後も行なわれていくにちがいない。詳しくは本文に譲りたいが、こういった問題に私が多少とも関係しているので、視点が少し広く医師・医療の抱える問題を明らかにできそうであるからである。

　ふたつめは、いくつかの出会いがあったことである。こちらの方が役割としては大きいかもしれない。中でも、本書の企画のきっかけを与えてくれた米国財団法人野口医学研究所の設立者である浅野嘉久氏、同じく常務理事の沢田崇志氏からは格別のご助力をいただいた。また忙しい中こころよくインタビューに応じてくださった皆さん、この方々の協力なしではこの本が日の目をみることはなかった。この場を借りてお礼を申し上げたい。

　最後になったが私に医療政策についての基礎をお教えいただいた慶応大学大学院経営管理研究科の田中滋教授、病院経営がいかにあるべきかをお教えいただいた国立医療病院管理研究所の医療政策部長谷川敏彦部長にもお礼を申し上げたい。

　読者の皆様の率直なご感想やご意見、とりわけ、医学、医療の専門家の方からの遠慮のない批評を頂戴したい。

註・・・・・・・・・・・・
1 保険の種類によっては後で償還される場合もある。
2 米国の平均在院日数は少ない。しかし一方では、併発症を治療・手術するたびに入院させており、逆に費用がかさむのではという説もある。
3 比較的一般化できるものをあげた。大小とりまぜ、他にもあると思う。
4 今までの医師中心、医療スタッフはその下という考え方ではなく、医師（他の科の医師を含む）と医療スタッフが同僚として医療に当たること。

医師は変われるか
―新たな医療の可能性を求めて―

目次

目次 contents

はじめに……3
米国での体験　変わりゆく日本の医療　変わりゆく医師像

1部　医師としての生き方が問われる時代

chapter 1 医師はこうしてつくられる……18
■医師になる道のり／19
　偏差値教育と進学の問題　講義と実習におわれる大学時代
　医師国家試験はどのように変わってきたのか　病院デビュー；研修医
　医学博士号の価値
■独断と偏見に満ちた各科の紹介／30
　臨床医学　基礎医学　社会医学系

chapter 2 医師の常識、非常識……39
■医師の生活実態に迫る／41
　勤務医の場合　世代交代が進む開業医　海外留学を夢みる　アルバイト稼業
　サラリーマン化する（？）医師たち
■不思議な金銭感覚／51
　収入の構造　不安定なその収入　一生においていちばん貧乏な時期
　開業にともなう投資と収入のバランス

chapter 3 医師の失業時代はやってくる？……62
■医師過剰の意味するものは／65
　一県一医大政策の影響　医師の偏在が原因

■医学部に行くと医師にしかなれない？／72
　　医学部を抜け出すには　　転職のきっかけ　　医局の意義？
　　人材流動化にむけて　　新しい医師像

chapter 4 医師からの転身・転職を考えるとき……78
■医療業界内就職先／80
■医療業界外就職先／82

2部　新たなキャリアを積む医師たち

chapter 1 CASP ジャパン・コーディネーター……88
「ワークショップを通じたEBMの普及」
◆インタビュー：福岡敏雄（名古屋大学医学部救急医学）
　　医学教育とEBM　　CASPジャパンの設立　　究極のゼネラリストをめざして
　　医療情報の国際化　　埋もれた情報を探す

chapter 2 厚生省技官……110
「行政官そして医師という視点をいかに両立するか」
◆インタビュー：野上耕二郎（厚生省健康政策局研究開発振興課）
　　経済企画庁に出向して商品による健康被害を担当
　　労働省、文部省、環境庁などで医系技官が活躍
　　行政官として求められる資質は人の話を聞けること
　　行政官と臨床医、忙しさはあまり変わらない

chapter 3 生命保険社医……126
「生保業界が求める新しい医師像——次予防への貢献」
◆インタビュー：久米麻美子（日本生命保険相互会社）

生保への転職は医師のキャリアパスとして魅力的か
　　　医師に求められ始めた新しい役割　　生保が取り組めば一次予防活動が変わる
　　　10年後の夢は医療の情報提供にかかわること

chapter 4 医療コンサルタント……143
「不合理な病院システムから見た日本の医療」
◆インタビュー：清谷哲郎（監査法人太田昭和センチュリー）
　　　公衆衛生学に注目　　産業医も重要　　医学教育への関心の芽生え
　　　チーフ・インフォメーション・オフィサーとは　　医療の質の評価は難しい

chapter 5 事業会社経営戦略……161
「ヘルスケアビジネスに成功のモデルを実現する」
◆インタビュー：中田敏博（ソフトバンク株式会社）
　　　コネクションを作る場─アメリカのビジネススクールでの体験
　　　コンサルティングファームの入り方　　起業家をめざして
　　　医者はつぶしが利かない職業？　　社会に貢献することの意味

3部　21世紀医療のシナリオはどうなる？

chapter 1 医療保険の基礎知識……184
　　　保険の意味　　保険の仕組み　　医療行為と点数

chapter 2 かかりつけ医に求められるもの……189
　　　専門医制の盲点　　不十分な患者の振り分け　　プライマリケア医軽視の背景
　　　かかりつけ医の機能

chapter 3 米国型、英国型医療を比べてみると……196

専門医へのアクセスが制限される英国　　　マネジドケアに支配にされた米国
　　　保険者機能に医師不在の日本　　　予防医学に対する取り組みの違い

chapter 4 プロフェッショナル志向の医師たち……205
　　　医学部教育の相違　　　グループ医療に対しての考え方　　　ビジネスについての考え方
　　　場の倫理と個の倫理　　　日本人の帰属意識

chapter 5 代替医療としての東洋医学……213
　　　東洋医学の考え方　　　証とは何か　　　四診について

chapter 6 薬のトラブルを防ぐ……219
　　　「責任」とは？－ＰＬ法　　　薬の安全性　　　インターネットと副作用情報

chapter 7 グローバライゼイションと医療……226
　　　企業におけるグローバル化、標準化
　　　医療におけるグローバライゼイション、標準化　　　ＥＢＭの拡がり

chapter 7 医療行政の変化を前に―医療ビックバンの始まり―……233
　　　経済学的視点からの医療　　　医療をつかさどるもの　　　医療行政の変化
　　　医療界における戦略について

おわりに……243
　　　組織構成員の模範例として　　　社会でリスクをとる模範例として

1部　医師としての生き方が問われる時代

contents

chapter 1
医師はこうしてつくられる

chapter 2
医師の常識、非常識

chapter 3
医師の失業時代はやってくる？

chapter 4
医師からの転身・転職を考えるとき

医師はこうしてつくられる
chapter 1

　医師になるには医師国家試験に合格すればよい。きわめて簡単なことである。しかし、この簡単そうなことを成し遂げるには、**数多いハードルの克服**が必要とされる。この章ではそのハードルを概観したい。

　自分自身を振り返ってみても、医師という職業を意識したのは、高校2年のころであろうか？　別に医師という仕事がどういったものか、明確に知ったうえでの選択でなかったように思う。だからその動機もそれほど強いものではなかった。せいぜい「親類に医師がいた」とか、「人命に関する仕事だから」とか、そんな程度にすぎなかった。ちょうど私が医学部に入学しようとしていたころは、医学部人気がピークからややかげりをみせていたころであり、当初医学部希望であった友人が、文科系志望に変えたりしていたのを覚えている。やはり高校生の段階での決断はその程度のものであろう。

　今でこそ私も、他の医師皆が立派な動機にもとづいて医師になったわけではないことを知ってはいるが、最近までそれを聞かれるのに抵抗がなかったといえば嘘になる。しかし、職業倫理というのは恐ろしいもので、例外はいるにせよ、私が知合った数多くの医師は、医学部教育がなせるものなのか、医師という資格がそうさせるのかはわからないが、生命に関する倫理観は極めて高かった。

　この章では、医師になる道のりと、さまざまな科目を紹介したい。科目紹介については私の主観的なものであることを最初にお断りしておく。

chapter 1　医師はこうしてつくられる

■医師になる道のり

【偏差値教育と進学の問題】

　日本の現行制度では医師になる決断は、高校でなされなければならない[1]。このような状況になっている職業は、外交官などきわめてまれな職業だけであると思う。実はこれは米国などとは大きく異なる点である。

　自らの高校時代を振り返ってみても、医師が異業種へ転職しにくい職業である以上、高校時代の決断が一生をほとんど決めてしまうという現行の制度はなかなか問題が多いと思う。日本でもこの点を問題視する声は多く、文部省の懇談会が4年制大

表-1　センター試験目標得点率ランキング

大学名	学部・学科	合格者目標得点率	大学名	学部・学科	合格者目標得点率
東京大	理Ⅲ	93.8%	鹿児島大	医・医	87.2%
京都大	医・医	91.2%	滋賀医大	医・医	87.1%
東京医科大	医・医	90.3%	奈良県立医大	医・医	87.1%
名古屋大	医・医	90.0%	山形大	医・医	86.9%
大阪大	医・医	90.0%	弘前大	医・医	86.7%
九州大	医・医	90.0%	群馬大	医・医	86.7%
北海道大	医・医	89.7%	三重大	医・医	86.7%
東北大	医・医	89.6%	山梨医大	医・医	86.4%
千葉大	医・医	89.4%	徳島大	医・医	86.4%
岡山大	医・医	89.4%	鳥取大	医・医	86.3%
横浜市立大	医・医	89.4%	富山医薬大	医・医	86.1%
神戸大	医・医	89.3%	福井医大	医・医	86.1%
筑波大	医・医	88.8%	岐阜大	医・医	86.1%
札幌医大	医・医	88.8%	山口大	医・医	86.1%
京都府立医大	医・医	88.8%	愛媛大	医・医	85.8%
東京大	理Ⅰ	88.1%	和歌山県立医大	医・医	85.8%
広島大	医・医	88.1%	佐賀医大	医・医	85.7%
大阪市立大	医・医	88.0%	福島医大	医・医	85.7%
浜松医大	医・医	87.9%	大分医大	医・医	85.6%
信州大	医・医	87.8%	香川医大	医・医	85.5%
旭川医大	医・医	87.5%	琉球大	医・医	85.5%
金沢大	医・医	87.5%	秋田大	医・医	85.0%
熊本大	医・医	87.5%	宮崎医大	医・医	85.0%
名古屋市立大	医・医	87.5%	島根医大	医・医	84.3%
新潟大	医・医	87.3%	高知医大	医・医	84.3%
長崎大	医・医	87.2%	京都大	工・建築	78.3%

〔出典：『週刊 朝日』より〕

学の卒業後に、再び医学校（4年間）に入学する米国型の「メディカルスクール」構想の導入を提言した[2]。

現在、医学部は人気が高い。表-1に駿台予備校の大学学部ランクを示した。他の理系学部の最高峰である、東大の理一のランクと比較されたい。さらに少子化にもかかわらず、国公立大医学部の志願倍率は6.9倍であり、平均志願倍率5.1倍を大きく上回る。もちろんこれは医学部人気をあらわすデータであることに間違いないけれども、現役の医師たちの置かれた状況や日常の仕事に対する実感を反映したものとは到底思えない。

この本を書いた動機は、医師の現状をしっかり認識してもらって、正しい選択をしてほしいということである。また、正しい状況認識のうえで、医師になりたいという志望者が増えることは大いに歓迎されるべきであろう。いずれにせよ医師というイメージと現実にかなりのギャップを感じざるを得ないというのが正直なところである。

【講義と実習におわれる大学時代】

医学部には総合大学の医学部とそれ以外がある。この2つの差はあまりないが、医師国家試験の難化に伴い、医学部が医師国家試験予備校化しているところもある。進路を考えるうえで、6年間を試験のためだけに費やす形の大学に入学すべきかどうかは一考の余地があろうが、それが実情でもある。

医学部6年間のうち、最後の2、3年は国家試験対策に充てるというのは普通に行なわれていることであろう。というのは、医師国家試験は司法試験などとは異なり、合格するのが普通である。また、合格しなかった場合は何にもなれないといっても言い過ぎではない。したがって、合格しないことへの心配、恐怖が大きく、後半の何年間はかなりプレッシャーの大きい学生

生活を送ることになる。

　さて話は変わるが、医学部生活で印象的な実習のひとつは、人体解剖であろう。強烈なホルマリンの臭いとともに、死体とはいえ身体に初めてメスをいれる感覚は強烈なはずだ。何人かの同僚が、気分を悪くしたり、ひどいと失神してしまうのもこの実習ならではである。
　学部生活の後期になると臨床実習が開始される。これは、ベッドサイドティーチング（BST）とかポリクリ[3]といわれるもので、実際に患者の診察をする実習である。平均週に1人の患者を診察・診断し、治療計画をたてる[4]、実践的ではあるが、患者数が少ないという批判もある。その他最近では時代の変化に伴い、患者との対応をロールプレイ形式[5]で学んだり、医学文献の読み方などを教えたりしている大学もある。

【医師国家試験はどのように変わってきたのか】
　医師国家試験についてはいくたの変遷がある。今後、医師過剰時代を迎え、医師国家試験が簡単になることは期待できない。むしろ、医師になるための専門教育と同時に、全人的な教育も求められるようになるはずである。
　日本の医師国家試験の問題は厚生省が委嘱した専門家により出題されるマークシート式の試験である。1年間に1回（現在は3月中旬）に行なわれ、9000人弱の医学部卒業生が受験している。
　私が医師国家試験（以下国試）を受験したとき（87年）から3年後の1990年に、厚生省の出題基準（ガイドライン）が改定された。ここで従来の科別、縦割り的知識を各領域別に整理、統合させ"医学各論"とし、人体の正常構造と機能、主要症候

第94回医師国家試験傾向と対策

A問題（一般総論）

　全体像としてみると、難易度はほぼ例年通りである。その割に得点が挙げられなかったのは、例年高得点を挙げやすい公衆衛生からの出題数が3分の2に減少したからであろう。また以前はD問題で出題されていた内容がA問題のⅦ診察や、Ⅸ治療に数多く出題されているのが目立つ。

Ⅰ　保健医療論、Ⅱ予防と健康管理・増進　公衆衛生からの出題数は昨年よりさらに減って20題から13題となった。出題数が減ったため、昨年まで頻出されていた医師の義務、医療関連法規からの出題はみられなかったが、第93回と同様に保健医療福祉に関わる施設の出題、統計に関わる出題、感染症と予防など、基本的に出題傾向は同じであった。

Ⅲ　人体の正常構造と機能　昨年の8題から6題と2題出題が減った。例年、この項目は受験生にとって苦手の解剖領域からの出題が多かったが、今年は平易な内容であった。

Ⅳ　生殖、発生、成長・発達、加齢　この項でも出題数が昨年の5題から4題と減った。いずれも最近の既出問題を土台にしての出題であるが、実際の手技に関する出題があったことは注目に値する。

Ⅴ　病因、病態生理　この項でも出題数が11題から7題と減少した。また、遺伝学が最近注目されてきていることから、先天異常、常染色体優性遺伝性疾患などの出題がみられた。

Ⅵ 主要症候　出題数は昨年の9題から16題と著しく増加した。例年、この項目では既出問題からの出題が多くみられ、得点を挙げやすいところである。今回は既出問題からも多かったが、ショックの病態、比較的徐脈など、既出問題をやや堀り下げた出題もみられた。

Ⅶ 診察　出題数は昨年と同じである。A 47心雑音聴取部位、A 48血圧測定法など、ポリクリ実習での知識を問われる出題も最近増加傾向にある。

Ⅷ 検査　出題数は昨年の11題から14題と増加した。既出問題を中心とした平易な出題が多かった。

Ⅸ 治療　昨年度の11題から15題へと、毎年出題数が増加している。開胸下心マッサージ、タバコを誤食した際の治療、など救急領域からの出題は毎年この項目での特徴である。

B問題（一般各論）
　全体像をみる限り、難易度は例年通りであると思われる。
Ⅰ　周産期の異常、成長・発達の障害
Ⅱ　皮膚・頭頚部疾患
Ⅲ　呼吸器・胸壁・縦隔疾患
Ⅳ　心臓・脈管疾患　最近アンジオテンシン変換酵素阻害薬が注目されていることから、B 25で適応に関する出題があった。
Ⅴ　消化管・腹壁・腹膜疾患
Ⅵ　肝・胆道・膵疾患
Ⅶ　血液・造血器疾患
Ⅷ　腎・泌尿器・性器疾患
Ⅸ　精神・神経・運動器疾患

Ⅹ 　内分泌・代謝・栄養疾患
Ⅺ 　アレルギー性疾患、膠原病、免疫病
Ⅻ 　感染症　結核が社会問題となったことを反映して出題された。
　　　　　いずれも平易な内容であった。
ⅩⅢ 　生活環境因子・職業因子による疾患

C問題（長文問題）
　複択問題が導入されて今回が4年目であり、受験生にとっては比較的慣れてきたものと思われる。複択問題自体が20題中12題であり、昨年度（16題）よりは減少したものの出題の中心を占めていることに違いはない。難易度としては昨年度より難しくなったものと思われる。出題内容についても問診を重視した出題が多くみられ、厚生省が押し進める"skills analysis"に関する考え方をより強めていくことが考えられ、今後もこの傾向は続くものと思われる。

小児鉄欠乏貧血
外傷　　大原則に沿って問題を解けばC4、5、6の正解は容易に得られる。
妊婦外傷
糖尿病
悪性リンパ腫
間欠跛行　医療面接に関する出題であった。今後はこの形の出題がC問題の主流を占めるものと思われる。
MR＋心不全
大腸憩室

D問題（必修問題）
　難易度に関しては昨年度よりやや易しくなったように思われる。

一般問題に関しては診察に関する出題が多くみられ、プライマリケアに関する出題が相変わらず主流を占めている。また、異状死体届出、脳死判定、医療保険制度、インフォームドコンセントのように公衆衛生領域からの出題も目立った。
　昨年度は医師の基本手技とプライマリケアでその出題のほとんどを占めていたが、今回は無月経、脱水症、閉塞性黄疸の尿中所見、出血性ショックのように病態からの出題が目立った。
　臨床実地問題では腸重積、硬貨誤食、急性硬膜外血腫、薬物アレルギー、腹部外傷、眼異物、十二指腸潰瘍穿孔のように、救急医療からの出題がほとんどであった。今後もこの傾向は踏襲されるであろう。

E問題（臨床総論）
　毎年E問題ではマイナー科目領域から数多く出題されているが、今回も10題出題されていた。
　合併疾患、基礎疾患という概念ではなく、単に疾患名を問う出題は5題と昨年の8題から減少している。新傾向の出題としては健康相談が挙げられる。

F問題（臨床各論）
　昨年度と比較してやや難しくなっている。出題の中心はやはり、内科、外科、小児科、産婦人科となっている。
　単に診断名を問う出題はわずか5題にとどまった。
　画像診断をからめた出題が多く、解答を出すうえで、もう一度考えさせられる出題が多くみられた。また分化誘導療法や糖尿病の食事療法のように治療に関する応用問題がみられ、今後もこの傾向は踏襲されるものと思われる。

などの"医学総論"および"医療総論"が新設された。この狙いは、これからの医療を取り巻く社会変化に対応でき、かつ全人的なプライマリケアのできる医師を育成することであるという。

1993年には厚生省の出題基準も同様の傾向をさらに強め、各科の枠がすべて取り払われた。すなわち"医学各論"と"保健医療論"、人体の正常構造と機能、主要症候とその病態生理などの"医学総論"の組み合わせになった。また選択科目で出題されていたいわゆるマイナー科目が廃止された。

94回国試（1997年実施）からは"医学各論"と"医学総論"、そしてプライマリケアに関連する医学・医療の基本事項を「必修の基本的事項」として3本立てとした。また公衆衛生の問題が増加した。

この年から、禁忌肢といって絶対に選んではいけない選択肢[6]を選んだ場合の減点、各領域別に合否判定をするようになった。満遍なく知識を持っていることが合格の条件になったわけである。また、インフォームドコンセントの出題など時代の変化に対応した問題も出題されている。別表に第94回国試（1997年実施）の内容を示す。

2000年度からは、現行の320問題を500題に拡張し、一般問題と臨床問題をほぼ同数とする。必修問題は30題から100題になる。

このように、国試も世間の動き、医療界の変化と無関係ではない。いいかえれば、優れた医師を選別できるように改定が加えられている。もっとも、言うまでもないことであるが、国試に受かったから患者を診察できるようになるわけではない。この試験に合格したことは指導者のもとで医師として研修していいということを意味するだけである。

＊なお、この項については、医師国家試験予備校の東京テコムの協力をいただいた。

【病院デビュー：研修医】
　研修医という制度がもうけられているのは、ある意味で当たり前のことである。現行の国家試験はあくまで医師になるための最低限の知識の量をみるだけのものであり、単に知識として知っているということと、実際にそれを活かすことができるかどうかは当然ながら別問題である。また、試験に実地はないので、手技は当然身につけなければならない。簡単に言えば、点滴の仕方、人工呼吸器のセットの仕方、薬の処方の仕方など慣れてしまえばたいしたことでなくても、最初は難しいことがいくつかあるのである。
　こういった医師として必須の知識の追加、また医師免許がないとできないこと[7]を学ぶのが研修期間である。以前にはインターンという研修制度があったが、1968年にこの制度は廃止されている[8]。
　現在の研修の仕方には大きく言って2種類ある。研修の最初からある特定の科目、例えば内科、眼科などに絞って研修期間中その科を中心に大学病院などで研修する場合と、広くさまざまな科目[9]を研修する場合である。一般的には知識が広い方が好ましいという視点から、後者の方が勧められているが、時間の無駄だという意見もあり、一長一短である。現実には、前者のように出身大学に残り研修を受ける場合が大勢を占める。これは次に述べる医学博士号の取得と深く関係する。
　さて、種類はともかくとして、研修期間は緊張の連続である。一人前ではないにせよ、患者の前で自ら考え、自ら判断しなければならないのだからこれは当然ともいえる。

"症例を経験する"という言葉がある。これは内科系の場合、ある病気の典型的な症状をもった患者を診察・診断したことがあるということであり、外科の場合はその病気の患者を手術したことがあるということである。医療は実学であり、この数によって、医師の実力が決定される面もある。いいかえれば、研修医の場合はすべての患者から学ぶことになる。

そのために、昼夜を問わず、先輩医師に張り付き勉強する、わからないことがあれば教科書で確認するという日々が研修医の毎日である。場合によっては当直で徹夜したまま、翌日の仕事に望むこともある。私の研修した名古屋の病院でも、病院に住み込み状態になる研修医もいた[10]。

また、研修は医師の数少ない他流試合の場である。特に研修指定病院[11]の場合にはさまざまな大学出身者が集まる場合があり、自分の大学とは違う教育を受けた他の医師との交流もいい経験であった。

【医学博士号の価値】

この資格ほど誤解を招いている資格はないと思われる。それは、いろいろな博士号[12]の中で、医学博士がもっとも数が多いという点と、医学博士号保持者と医師との混同の2点である。

本来的には、医師は治療の専門家であり、医学博士は医学者である。何事も機能別に分けて考える米国では、医師が医学博士号を取得しない場合も多い。むしろ、治療の専門家としての称号である各科の専門医を取得・維持することに傾注する。一方、医学博士は、最初から基礎系の医学を志向した人、あるいは他分野から医学の研究をした結果として得られるものだという考えである。

一方、日本では医師のほとんどが医学博士号を取得する。こ

れは、権威付けの意味もあるであろうし、米国ほど専門医の地位が高くなく、医学博士と医師がはっきり区分されていないからでもあろう。人によっては「足の裏の米粒」などと揶揄する人もいる。そのこころは、「とらないと気分が悪い」だそうである。ただ、ある期間、医学の特定分野を深く学ぶ[13]ことによって、米国のややマニュアル的な医療に比べ、名人芸的なある意味では奥深い医療が展開されている気もする[14]。

　日本でも少数ではあるが、医師でない医学博士も存在する。これは、薬学部出身者が医学部で勉強した結果であったり、同様に看護学部出身者が医学博士号を取得しているケースである。むしろ、このような人たちに積極的に医学という学問にいろいろな切り口で取り組んでもらうのは非常に重要であると思う。しかし、ひとつ大きな問題がある。それは医学博士号取得が医師の大きなインセンティブであるために、大学医局側がこれを利用して人事を動かしているということである。

■独断と偏見に満ちた各科の紹介

次に簡単に医学をつかさどる各科を紹介する。医師志望者のためにきわめて単純化してある。臨床医学については〈内科系〉と〈外科系〉に分けるにとどめ、業務が一般にわかりにくい科、形成外科、美容整形外科など誤解を招きそうな科のみ別に取り上げた。なお、取り上げた順は不同である。

■臨床医学
内科

一番のイメージは町のお医者さんであろう。手術をその治療手段として使わない科である。扱う臓器、言いかえれば疾患のある臓器ごとにさらに細かく分けられている。循環器内科、腎臓内科、消化器内科、呼吸器内科はそうである。

しかし、血液内科は臓器というより血液を扱うから血液内科であり、内分泌代謝科は糖尿病、甲状腺疾患などを扱うが臓器別という感じではない。神経内科も精神科と間違える人もいるし、心療内科なども名前からは仕事がわかりにくい。また、リューマチ科などは、疾患名がそのまま科である。

後述するが、このように臓器別に内科学が細分化したために、身体全体を見ずに、病気あるいは臓器のみをみているという批判が起きた。そのために西洋医学的には総合診療科ができ、一方では東洋医学の復権が見られる。

ところで最近、内科系、外科系という分け方に異変が起きている。たとえば、消化器内科では内視鏡、腹腔鏡の進歩により、外科的な手技も行なっている。これらの手技は消化器外科医も行なうので境界があいまいである。循環器内科でもカテーテルという管を使った手技はかなり外科に近い。他方、内分泌代謝

科、血液内科、腎臓内科、神経内科においては手技はあまりなく、旧来の内科のイメージに近い。

外科
　内科と対極で手術をその治療手段として使う科である。大きく分けて一般外科と、心臓血管（胸部）外科、脳外科に分かれる。一般外科は消化器外科ともいわれるが、昨今とくに、胃潰瘍・十二指腸潰瘍の手術が薬による治療に取って代わられ、あるいは開腹術が内視鏡や腹腔鏡の手術にとって代わられるなど、その守備範囲が狭くなっている。
　脳外科、心臓外科は米国などでは専門医としての位置付けも高く、高収入の場合が多いが、日本では同じ給与体系である。

内科系各科
小児科、皮膚科、精神科を指す。皮膚科では手術を行なうこともあるが、まれなことなので内科系に分類されている。外来診療が中心となる。

外科系各科
産婦人科、整形外科、泌尿器科、脳神経外科、心臓血管外科、小児外科、耳鼻咽喉科、眼科、肛門科などを指す。手術を治療手段として行なうことがある科である。原則臓器別であるが科によって、仕事の内容は全く異なると考えたほうがいい。例えば、眼科は時間の短い手術で、顕微鏡を使うような手術が多いが、心臓血管外科は、長時間にわたる手術が多い。

老年科
最近の高齢化社会の進展にともない、重要性が増している科である。しかし、専攻者は少ない。原因のひとつとしては、この

科が内科系各科を横断的な立場でみるからである。また、医師が老人の機能回復に関心が薄い場合が多いためかもしれない。

麻酔科
もともと手術の時の麻酔をかけるというのが主な仕事であるが、最近ではペインクリニック[15]など痛みのケアを行なう医師も増えている。高齢化社会に伴い治癒が困難で慢性的な痛みに悩む患者、ガンの末期の患者などが増え、需要は多い。ペインクリニック専門で開業しているケースもあると聞く。

放射線科
開業医が放射線科という看板を掲げている場合はレントゲンを使った診断ができるという意味であるが、大学や大病院では放射線科が治療にあたるケースも多い。例えば、ラジオアイソトープを使ったガンの治療などである。放射線を使った診断・治療の科と考えるべきであろう。

総合診療科
上述したあまりに細分化された医療の弊害[16]を是正するために、総合的に患者を診るべきとして作られた。いくつかの大学を中心に作られている。しかし、その成り立ちがまだ浅いという点と、大学での専門性維持が難しい点が問題とされる。現在、Evidence-Based Medicine（EBM）[17]という根拠に基づく医療が注目されており、この意味から再び注目される可能性は高い。

東洋医学科
本来、西洋医学のライバルとなりうる科であったが、縮小傾向にあった。近年、あまりに細分化された医療の弊害また西洋医

学の限界[18]が指摘され、再び注目を浴びている。ただ、漢方治療は保険診療たるべきかという議論もある[19]。
別に詳しく述べる。（3部5章を参照）

医療情報部
情報システムを中心に扱う。学問として独立しているのは大学あるいは大学病院である。企業での情報システム部などに比して、位置付けがあいまいなのは、総合診療部の場合と同じで、専門分化した各科との力関係で、統合的な経営改善には使えていない。

人工透析
独立した科でないことが多い。大学により泌尿器科が担当することもあるが、一般に腎臓内科医が担当することが多い。週に2、3回行なわれる透析の導入・管理が中心の仕事である。

形成外科
この科と、美容整形外科を混同している人が多いので注意を喚起しておく。例えば火傷の痕をきれいにしたり、ケロイドや瘢痕などをきれいにする。美容整形外科とは異なり基本的に保険適応疾患を扱う。

美容整形外科
まぶたを二重にする、女性が胸を大きくする豊胸術、シワをとるなど原則として病気でないものを扱う。したがって保険診療ではなく、自費診療である。バブル崩壊以後、お客（患者と呼ぶのは適当でないであろう）が減ったといううわさがあるが、勤務している医師は高収入の人が多い。またチェーン化してい

る医院が多く、経営者に高額納税者が多いのも特徴のひとつである。

臨床薬理科
正確には、臨床の科といえるかどうかは難しいが実は患者にとってきわめて重要な意味があるので、臨床の項目に入れた。名前からすると、後述する薬理学の仲間のようなイメージがあるかもしれないが、本来はまったく違う学問である。薬の人体内相互作用、薬剤の吸収・代謝・分布・排泄機構、別項（3部6章を参照のこと）でも触れる治験などを扱う。薬外来、治験外来といった形で患者に直接接するケースもある。

■基礎医学（社会医学を除く）
　基礎医学は、病理学を除き、大学など研究機関にしか存在しない科である。したがって、一般の人にはなじみが薄いと考えられるが、それぞれきわめて重要な役割を演じている。

病理学
この科は基礎医学に属しているが、以下に述べる科とは異なり一般の病院でも必要な機能を果たしている。それは、検査標本の診断と、死因・病因を明らかにする死体解剖の業務である。前者は、例えば、"おでき"ができた場合それが悪性、つまりガンか良性のものかを顕微鏡で判断することであり、後者は患者の死因・病因を明らかにするために、患者の死亡後に人体を解剖してそれを明らかにする業務である。

生理学・生化学
病気の原因や病態を電気生理学的あるいは化学的に解明しよう

とする。最近では分子生物学に取り組んでいるところが多い。

解剖学
人体の解剖を扱う。最近では分子生物学に取り組んでいるところが多い。

薬理学
薬が効くメカニズムを明らかにしたり、新しい薬の開発をしたりする学問である。

細菌学（微生物学）・ウイルス学
言葉どおり、細菌やウイルスを研究する科。

免疫学
細菌などから身体を守るメカニズムである免疫の機構を解明しようとする学問である。ガン免疫を研究する場合もある。

　以上、一応扱う対象が分かれているはずだが、近年では遺伝子関連を主に扱う分子生物学の台頭により、研究内容がかなり似通ってきている。それは教授になるための基準が変わってきたことによる。つまり自分の論文の引用回数を示すインパクトファクターの台頭である[20]。端的に言うと、より基礎的な研究の方が引用される回数が多いため[21]に、より基礎的な研究である分子生物学的研究に走る傾向にあるように見える。

■社会医学系
　ここで社会医学とは、公衆衛生学、衛生学、予防医学、法医学、病院管理学、医療政策学、医療経済学などを指す。以下簡単

に各分野を説明する。

公衆衛生・衛生学・予防医学
母子保健、産業衛生、成人保健、学校保健、老人保健などの保健事業関連、疫学、精神保健、生物統計など守備範囲は広い。また、米国では医学部とは別に公衆衛生学部としての地位を保っている。しかしながら日本での立場はあまり強くない。

病院管理学、医療政策学、医療経済学
日本の医学部には極めて少ない学問である。米国では多くの経済学者の関心事であり、逆に医師など医療界から参入する学者も多い。また臨床科の中での総合診療部、医療情報部などとともに、縦割りの医学部の中での立場は微妙である。

法医学
警察での司法解剖を行なう。その意味で、独自の立場を持った部署である。

　この分野の学者は上述したインパクトファクターの台頭に伴い、大学においてつらい立場になってきている。この分野は完全に文系なので、いわば経済学、経営学などに近い学問である。したがって、地域性、個別性が強く、英語の論文が書きにくい[22]。いいかえればインパクトファクターが低い仕事が中心になる。
　しかし、この分野は本来は医師が専ら取り組むべき仕事のひとつである。最近、総合大学でない東京医科歯科大学で、一橋大学などと単位互換を含め、学際領域、例えば医療経済学などを強化するという試みがなされた。

chapter 1　医師はこうしてつくられる

註・・・・・・・・・・・・・・・・・・・・・・・・・・・・・・・・
1 最近社会人入試、編入学なども増えてはいる。
2 他にも社会人としての基礎を身につけているべき、という指摘もあった。
3 医学部の後半に行なわれる、患者診察・診断を主体とする授業。実際に病気を持つ患者さんを相手に行なわれる。
4 診察は患者・主治医の許可のもとに行なうが、もちろん、実際に治療するわけではない。
5 各自が何らかの役割を演じること。例えば、医学部の学生2名が医師と患者の役割を演じ、想定される実際の場面に倣うことにより、問診や診察の仕方を学ぶ。
6 例えば、ショック状態になっている患者に血圧を下げる薬剤を投与するなど。
7 例えば注射針を刺したりして人体を傷つける行為。
8 1968年の医療法改正で廃止。
9 そうはいっても、2年間に数科を選んで研修する場合がほとんどである。
10 病院には数多くの当直室があるので、そこで寝泊りすることは可能である。
11 医師の卒後研修に適していると厚生省が指定する病院。医師の研修は義務化される方向にあるので将来は指定病院での研修が重要になる。
12 経済学、法学、文学博士など。
13 臨床医であっても、自分の臨床分野関連の基礎医学で博士号を取得するケースが多い。
14 聖路加国際病院の日野原重明先生は「医はアート」と表現された。
15 痛みを取り除く治療。ガンの末期もそうであるが、腰痛などの痛みを

主とする慢性疾患の治療を指すこともある。主に麻酔科の医師が行なう。

16例えば、慢性膵炎による腰痛を、整形外科医が骨粗鬆症として診断・治療するなどがこの例である。

17科学的根拠に基づいて最適な医療・治療を選択し実践するための方法論。

18例えば薬剤副作用、精神面のケアを指す。

19かなり作用が似た漢方薬であっても、薬局で入手した方が明らかに高額である。

20英語が国際語であるために英語での発表が前提とされている。

21何をもって基礎的と考えるかは議論がある。トートロジーになりかねないので、ここでは問題提起のみにとどめる。

22経済学者などは何年に1回しか論文を書かない学者もいるくらいだ。

医師の常識・非常識
chapter 2

　医師は、後に触れる特殊な形態で勤務している場合と研修医を除くと、勤務医、開業医、留学中の医師に分類される。そこで、本章では、勤務医、開業医、留学中の医師にわけて一般論を話し、その後で、医師の労働条件、やり甲斐などについて考察してみたい。

　私は都会の中では封建的と言われる名古屋市に産まれ育ち、今にして思えば医学部・医師という比較的閉鎖的な環境の中、ごく普通の内科医として日常を過ごしていた。そんな純粋培養された私が留学中に大きな転機を迎えることになった。このとき私は真剣に医師としての生活を考えなおすきっかけを経験したのである。そのひとつは、「医師過剰について」で述べる日米の医学・医療の差を見聞きしたことであるが、もうひとつは、いろいろな人と知合い影響を受けたことによる。留学先のニューヨーク・マンハッタンは、ご存知のように世界的なビジネスの街である。その意味で多くの違った職種の方々との出会いは印象的なことが多かった。

　卑近な例で恐縮だが、こんな笑えぬ話を聞いたことがある。「ある病院勤務医が20年ぶりに高校の友人3人と食事をした。食事代を誰が払うかという場面でその医師は当然、自分の給料が一番多いだろうと思い、自分で全部支払った。しかし、二次会でよくよく聞いてみると自分の給料が一番安かった」

　ここで、私が問題にしたいのは、金銭の多寡ではなく、医師の「世界の狭さ」である。

　ともかく、私は留学先で県人会やさまざまな交流会を通して、

さまざまな分野で活躍している多くの人たちと接する機会に恵まれたのである。そこで私が痛切に感じたことは「医師というのは将来が見える仕事だな」ということと、「医師には意外に勉強する場が与えられない」ということであった。前者は必ずしも悪い意味ではない。留学を体験した医師の多くは、帰国後そのまま大学に残るか、市中の病院で勤務医として働くか、あるいは開業するかを選択することになるが、いずれにしても極めて安定した路線ではある。大きな変化を求めるのは難しい、という点で「将来が見える」と言えるのである。

　後者については誤解があるといけないので補足したい。医学に関しては少なくとも医師は勉強熱心である。ここで、むしろ問題にしたいのは勉強する機会の提供である。医学の学会は多すぎるくらいあるものの、学会外での勉強に対する補助は少なすぎると思う。さらにいえば、広い意味の医学・医療、ひとつ例をあげれば医療システムを学ぶような場は与えられない。例えば、私が研究生をしていた慶応大学大学院の経営管理研究科には、医療制度を学ぶ社会人も参加可能なコースがあるが、そこに参加していたある医師は、有給をとることで自分の時間を使い、自腹で費用を工面して参加していた。

　本章では、医師の生活実態や収入について考えてみたい。

■医師の生活実態に迫る

【勤務医の場合】
　勤務医については、勤務先の病院によって状況は異なる。
　①大学病院の場合
　②国立病院の場合
　③国立を除く公立病院、あるいは労災・日赤・社会保険病院
　　など公的色彩の強い病院の場合
　④民間病院の場合
である。

　最初に仕事の中身について触れよう。これは医師に特徴的なことであるが、採用母体にかかわらず、医師の行なう仕事はほぼ同じである。

　仕事は外来と病棟に分かれる。＜内科系＞と＜外科系＞に分けて説明する。まず内科系は、外来が週に２、３回あり、１回の外来で数十人から100人を超える診察をする。特に内科系は外来患者が多く、大体、朝から昼過ぎまで、場合によっては夕方まで診察にかかることも珍しくなく、そうした時には昼食も取らずに診察することになる。診察中に病棟患者の急変などでトラブルがあれば、そちらにも指示をしなければならないのできわめて多忙である。

　それ以外の時間が病棟の患者の診察や検査に費やされる。一部の大学病院を除き普通10人から20人の患者を担当するので、回診したり指示出しに２、３時間以上はかかる。さらに、カンファレンスや専門分野の勉強会、抄読会があり、あわただしく１週間が過ぎる。内科系は主治医制をとっているところがほとんどで、この場合患者の全責任を主治医が持つので、夜中に呼び出されることもある。

外科系は、手術が中心である。手術日・件数は患者によるので、病院によりさまざまであるが、長い手術だと夕方、深夜までかかることもある。その後に患者が落ち着くまでの術後管理を入れると、手術件数が多い病院ではきわめて忙しい。

　採用母体で差がでるのは勤務の体系と条件である。
　上記②、③の勤務の場合は公務員として扱われる。公務員でなくてもそれに準じている。実は日本の公務員数は結構多い。人事院の「一般職の国家公務員の任用状況調査報告」では、平成8年度（1996年）には各省庁の国家公務員数が50万1982人、自治省の「地方公務員給与実態調査」では327万4481人の約400万人[1]である。この総数を多いと思うか少ないと思うかはさておき、医師の場合も上記②、③の場合は、待遇面は公務員となり、さらに医師手当てなどが付加される。
　公務員の場合の勤務は、9時から17時までというイメージが強いが、病院勤務の医師[2]の場合は上述のようにはいかないことのほうが多い。また病院の規模と勤務している医師数によって、当直業務も月に少なくて1回から多いと数回こなさねばならない。日赤病院の緊急災害の時の優先救助活動、労災病院の場合の労働事故など、特徴的なものもあるが実際面で差はない。
　一方、大学病院の場合は、国・公立、私立とにかかわらず、研究と教育という病院にはない機能を持たされている。一般に私立大学の医学部の場合は、優れた臨床医を育てることが大きな目的であり、地域医療また医師国家試験合格の点にも力を入れている場合が多い。ところが、基礎的な研究を視野に入れている国立大学の場合、むしろ地域医療がおざなりになってしまう場合もある。公立の場合は両者の中間といった感じであろうか？　いずれにせよ、大学の3つの機能をすべて完璧にこなす

ことは不可能に近く、やはり機能分担が重要になってこよう。
　民間病院では、上記①、②、③に比して一病院あたりの医師数が少ないので仕事量が多くなる。その代表が、時間外勤務と当直回数である。外来も毎日に近い場合もある。しかし、拘束時間が長い半面、病院によってはそれほど急性期の患者が多くないこともあり、あまり仕事に追いまわされるという感じではない。また私立大学医学部にも共通することであるが、その大学なり病院の方針が強く打ち出されることがままあるので、それになじまない[3]と、勤まりにくい面がある。

【世代交代が進む開業医】
　一言でいえば、経営者の面も持ち合わせなければならなくなる、ということである。開業医間の競争は、実はかなり激しいものである。言葉は悪いが、患者数、ニーズが限られている[4]以上、患者の選択により、開業医は選ばれる立場にある。つまり、競争原理が働いているということである。したがって、ある医院では患者数が多く、あるところでは少ないことになり、今後この競争は医師数増加に伴い、激化するであろう。
　反面、開業後にまともな生活が可能になったという医師もいる。例えば、ビル開業の場合などは診療時間以外は原則、診療しない。独立した医院でもこの傾向はある。これは、夜間の診療所・救急体制が充実したためだが、かつての開業医は、深夜であろうと平気で起こされていた。また、専門を生かしたグループ診療[5]なども活発化しており、ここでも開業医の負担はかなり軽減されている。いずれにせよ、現在の開業医は高齢化がすすんでおり、近い将来30代、40代の開業医が増加すると予想されている。彼らが主流になったとき、情報化も含め開業医療にも大きな変化がおきるであろう。

【海外留学を夢みる】
　医師を志した以上、米国の医療に対する憧れは強く、誰でも一度は米国への留学を考えるものだと思う。実際にかなりの数の医師が留学している[6]。しかし、ここで現実面での問題が出てくる。つまり収入である。この問題については"医師の収入"を扱った項で詳しく取り上げるので、今は触れない。
　医師の留学の場合は、臨床医学研鑽のための留学と基礎医学研鑽のための留学、その他の3種類がある。その他とは、例えば客員講師・教授として招かれる場合、大学院に入学する場合も留学であるし、開発途上国に医療支援に行くとか、海外青年協力隊に参加といったケースなども特殊な場合に当たる。
　機会は圧倒的に基礎医学留学が多い。臨床医学留学の場合は、先進国で医療を行ないうる資格が必要となり、現実にはなかなか難しいからである。この点については別に論じることとし、ここでは基礎医学者としての留学について述べよう。
　基礎医学者に比して臨床家の数が多いので、留学者も臨床家が多い。なぜ、臨床家が基礎医学者として、留学するのか？これは、なぜ博士号を基礎研究で取得するのかと同じ問題と言える。当然のことながら基礎医学というのは、臨床医学の基礎である。したがって、医学博士を、基礎医学研究で取得することは、その医師個人にとっても大きな意味があり、また医学全体の進歩にもつながることである。ただ、その取得時期や期間については異論があってしかるべきであろう。
　いずれにせよ、現状では基礎医学者としての留学が多い。さて、留学の方法には2種類ある。1つめは、教授のコネ、紹介である。2つめは自ら探す方法である。これは一長一短である。やはり、その教授がその分野で著名であれば、学会・研究会を

主催することもあろうし、そんな中でのつながりで留学する。これはいい方法である。しかし、教授がさほど著名でない場合はリスクを伴う。

極端な話、日本人は労働力として期待されている。場合によっては全額自費で修行目的でやってくるわけであるから、お金もかからない。そういった中で、米国でもそれほど有名でない教授が日本の教授を通して、人材を募集する場合もある。ただいずれにしても、あくまで人任せであり、自分のやりたいことと一致しないことも少なくない。

一方、自ら探す場合はどうか？ この場合は論文・発表をとおして応募することになる。その意味で、応募先の教授の実力については事前にわかっている。しかし、問題はその応募が先方の教室に受け入れられるかである。著名な論文を発表している教室には、当然ながら応募者も多い。平均10から20応募して1つか2つ合格の返事がくればよいほうであろう。もうひとつの欠点はこの方法だと、教授の人柄がわからないことである。よくわからない理由で解雇された医師も結構多い。

さて、そういった中で、留学が敢行される。一般にはおよそ2年から3年の期間であり、結構楽しんでいる人が多い。異国での生活体験というのはなかなか得られるものではないので、単なる実験のために留学したというのではなく、幅広い見聞のためにも、是非留学はすべきであろう。逆にこの優雅さは、臨床の留学では得にくいことも付記しておく。

【アルバイト稼業】
医師の労働条件、給与の詳細については、"不思議な金銭感覚"の項で詳しく述べるが、こと給与面に関して言えば、常勤の勤務医の給料は必ずしも高いものではなくなっているという

表-1　医師所得と一般労働者所得の格差の年次推移
（医師所得／一般勤労者所得）

	1965年	1970年	1975年	1980年	1985年	1987年
イギリス	—	—	2.6	2.5	2.4	2.4
フランス	—	4.8	4.2	3.3	—	—
西ドイツ	5.8	5.6	5.6	4.9	4.4	4.3(86)
アメリカ	—	5.3	5.0	5.1(79)	5.0	5.4
スウェーデン	—	3.7	2.5	2.0	1.8(83)	—
イタリア	1.2	1.5	1.2	1.1	—	—
日本	—	—	5.5(76)	4.4(81)	4.3(84)	4.0

（資料）広井良典『医療の経済学』（出所：OECD, Health care Systems in Transition, 1990, p.142, p.200）
（注）日本の数値については、OECDのデータに勤務医と開業医の扱いについて混乱があるので、勤務医および一般勤労者については労働省・賃金構造基本統計調査報告（賃金センサス）、開業医については中央社会保険医療協議会・医療経済実態調査のデータを用い、勤務医と開業医の数で加重平均した数値を計上した。87年を除き5年ごとの数字を示したが、前後の年の数字を用いた場合は、カッコ内にその年を記した。

〔出典：上条俊昭『急成長するヘルスケアマーケット』（東洋経済）より〕

のがひとつの結論と思われる［表-1、表-2、図-1参照］。

　少し前は医師は高収入であった。しかし現在はいくつか異なる点が現れてきた。1つは、日本経済の地盤沈下にともない、一般のサラリーマンの給与額、および給与体系に変化が見られてきているということがあげられる。つまり、一般のサラリーマンの給与が以前のように増加しなくなってきており、年俸制の導入など、年功序列ではない給与体系が現れてきたことにより、以前のような給与比較ができにくくなった。年俸制により破格の給与を手にするビジネスマンも現れた。翻って医業の場合、医師の指示で、患者の診断が確定され、それによって、各種の治療が行なわれる。言い換えれば、少なくとも外来診療に

おいては、1人の医師の獲得した収入で、その医師を評価することは比較的容易なことになる。正しいかどうかは別にして、医療機関の経営状態が悪化すれば、近いうちに、その医師の稼いだ金額でその医師の給料が決まる時代が来るかもしれない。

　もう1つは、医師の副収入であるアルバイトについてである。アルバイトは常勤給与の格差（大学・国立病院、自治体病院、民間病院の順で給与が安い）を縮小する働きがあったのだが、医師が、特に公務員あるいはみなし公務員の扱いを受ける病院ではアルバイトは禁止されつつある。旧来ほぼ平均化されていた給与に明らかな差がつくと、医局での医師派遣を中心にした大学による病院支配に影響を及ぼす可能性があると思われる。

　では、労働条件についてはどうか。今や、給与より余暇が重視されるようになってきている時勢において、医師の仕事は休

表-2　医師の相対所得（サラリーマンの対比）の日米の比較

	日本	アメリカ
開業医／全被雇用者	7.4倍（1989）	6.0倍（1987）
勤務医／全被雇用者	2.5倍（1987）	4.1倍（1987）
全医師／全被雇用者	4.2倍（＊）	5.4倍（1987）

（資料）広井良典『医療の経済学』.
（注）日本の開業医所得は中医協；医療経済実態調査、勤務医・全被雇用者所得は労働省「賃金構造基本統計調査報告」。「全医師／全被雇用者」の数字（＊）は、開業医および勤務医についてのデータを、1988年の開業医数／勤務医数の比率が34％／66％であること（医師・歯科医師・薬剤師調査）から、加重平均したもの。
　　アメリカの医師所得は、AMA, Socioeconomic Characteristics of Medical Practice, 全被雇用者所得はOECD, Health Care System in Transition, 1990.

〔出典：上条俊昭『急成長するヘルスケアマーケット』（東洋経済）より〕

日が少なく、オンコール等での呼び出しも多い。そのうえ医療行為にともなう、感染の危険性も少なくないことを考えれば、決して労働条件がいい業種ではないと思われる。

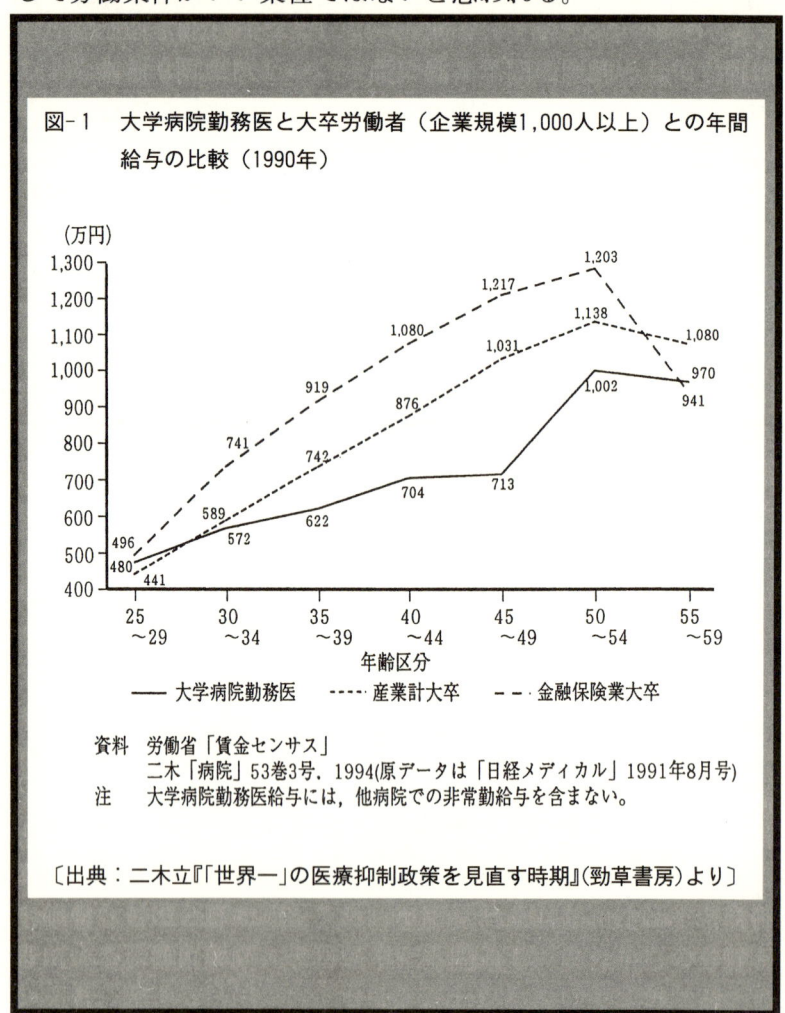

図-1 大学病院勤務医と大卒労働者（企業規模1,000人以上）との年間給与の比較（1990年）

（万円）

年齢区分	大学病院勤務医	産業計大卒	金融保険業大卒
25〜29	480	441	496
30〜34	572	589	741
35〜39	622	742	919
40〜44	704	876	1,080
45〜49	713	1,031	1,217
50〜54	1,002	1,138	1,203
55〜59	941	970	1,080

資料　労働省「賃金センサス」
　　　二木「病院」53巻3号，1994(原データは「日経メディカル」1991年8月号)
注　　大学病院勤務医給与には，他病院での非常勤給与を含まない。

〔出典：二木立『「世界一」の医療抑制政策を見直す時期』(勁草書房)より〕

【サラリーマン化する（？）医師たち】

　そんな中、それでも医師の仕事はやりがいがかなり高い業種であると思われる。その理由は、高い専門性に基づく、個別性を重視した裁量権の大きさであろう。例えば、患者が死の淵からよみがえったとき、医師としての自負心、満足感が仕事のやりがいにつながっていることは間違いないであろう。

　裁量権というと、あまりいいイメージがないが、これを今、看護、福祉の世界ではやっているエンパワーメント（権限委譲）と考えると、より現実のイメージに近いのではないか？　もともとがエンパワーメントという考え方は、会社内のヒエラルキー型世界の崩壊に伴い、部下の動機づけの一要素として、企業では以前から取り入れられていたものである。

　反面、過度の権限委譲は意志決定の分散という欠点がある。そうした目で病院内を今一度見回してみると、そこには医師を中心としたヒエラルキーがあるだけでなく、もともとが10を超える専門職の集団からなる組織においては、医師に限らず各専門職に権限委譲がされていたことになる。病院マネジメント（運営）的な側面からすれば、それ故に管理がしにくいと言えるし、現実に権限委譲が過度にすぎるという指摘もある。

　ビジネス界とは逆に、病院では今後、医師ら専門職の権限（裁量権）が少なくなっていくかもしれない。

　現在の医師の労働条件は必ずしもいいとはいえない。給与面はひとまずおいても、時間外での当直、急患に対する対応があり、生活の質がいいとはとてもいい難い。それを補っていたのが、自由裁量に裏づけられた医師としての誇りだとすると、これを他の労働条件の改善などの見かえりなしに奪ってしまってよいのか、疑問は残る。

　今、企業では週休2日が常識化しており、その他にも有給、

保養、研修などについての配慮がある。医師数が増えていることとあいまって、病院でも労働者としての医師の処遇について、考えなければいけない時期が来ているのかもしれない。

■不思議な金銭感覚

　この点については、誤解が多いと思われる。実は収入についてはいくつかのデータがあるので、それを紹介するが、収入を考えるときには仕事量との対比で考えなければいけない。さらに、医師の場合アルバイトをしていることがほとんどなので、その収入（これについても資料はあるが信憑性は疑わしい）を加えなければならないからである。なぜ、アルバイトの収入が正確でないかと言うと、最近アルバイトに対して規制が多く加えられ、週に1日とか、週に8時間などと制限されているからである。

　さて、せっかちな方は表を見てもらうとして、順序が逆と思うかもしれないが、先にアルバイトについて述べようと思う。またこの項では、お金の点から述べるので、話が少々露骨だが勘弁していただきたい。

【収入の構造】

　繰り返しになるが、医師にとってアルバイトの収入はきわめて重要なものである。医師のアルバイトの歴史は、医師になった途端にはじまるといっても言い過ぎでない。「研修医」の項（1部1章「病院デビュー；研修医」）でも述べたが、医師は国家試験合格後に研修を受けなければならない。今までこの研修というのは努力規定のようなものであったが、近々義務化される。要するに全員が受けなければならなくなるということである。

　仕事の内容はさておき、社会人になったのであるから収入が問題である。この段階で、医師は24歳あるいは25歳（医学部は浪人生が多い学部である）以上の年齢なわけで、当然収入があってしかるべきなのである。一般の人にはわかりにくいかもし

れないが、一口に研修と言ってもこの研修はどこで研修を受けるかによって大きく収入の差がでる。それを埋めるのがアルバイトなのである。

具体的に言うと、大学病院で研修を受けた場合は本給が10万を超えることはまずなく（下まわるのであって、超えることがないのである）、一方、研修指定病院といわれる大学病院以外の病院で研修を受けた場合は20万円から30万円、あるいはそれ以上の給与が出ることがあるのだ。この額が、6年間の教育を受けた者にとって多いか否かの判断は難しい。例えば、外資系金融だと初任給（年間）で700万円ももらっている人さえいる。詳しくはあとで論じるとして、ここでは収入の構造をさらに詳しく見てみよう。

まずアルバイトの代表である当直業務からである。病院の場合、当直というのは18時ないし19時から翌朝までの業務である。一般的に、研修医は当直業務が多い。その額もさまざまだが、普通自分が勤務している病院では、多くて1万円から2万円であろう。一方、外にアルバイトに行くと一晩で安くて2万5000円、高いと7、8万円にもなる［表-3］。なぜそんなに差があるのか？ ここで、最初に述べた仕事量の比較が重要になる。

簡単に言うと以下の3種類である。
①自分の勤務病院−忙しく安い
②アルバイト病院Aタイプ−高くて忙しい
③アルバイト病院Bタイプ−安くて暇

言うまでもなく、①が一番損である。なぜなら、このような病院は研修医を教育している大学病院か、あるいは規模が大きな病院であって、患者が多いからである。しかし、研修医は勉強している身であるから、当然①を選択すべきであるはずなの

表-3　アルバイトの水準（平均）	
1日勤務	内科系で7万円程度 整形外科等で8〜9万円程度
平日当直	内科系で3万5000円程度 外科系で4万5000円程度
土日当直	12〜16万程度

〔出典：『勤務医宣言』（ジャミック社）より〕

だ。
　実態はどうか？　当然ながら大学病院以外の研修医はこのパターンである。なぜなら、研修のこの時期が医師としての一生で最大のトレーニング期間であり、ここでしっかり勉強しておかないと医師として使いものにならなくなってしまうからである。
　では大学病院ではどうか？　研修医の給料は安い。ここで、どうしても外にアルバイトに出るものが多くなってしまう。もちろん、医師になり立てのものがアルバイトにでるケースは少ない。なぜなら、アルバイトで何をやるかといえば、当たり前であるが医療をするのである。それもたいていは1人でとなると、それなりのことが医師としてできなければこのアルバイトはつとまらない。ナートと呼ばれる縫合技術や、挿管という人口呼吸につながる技術、IVHという通常の点滴より太い針を、太い静脈に入れられるのが条件となる。そういったわけで、給

料が安い大学病院の研修医は上記のような技術をマスターするとそそくさとアルバイトに出かけるのである。

　②に属する病院はどういう病院かというと、救急病院である。したがって、研修医が行くケースは少なく、やはり③に属する病院に行くことが多い。このタイプの病院では外来患者はあまりないうえに、病棟の患者も急患は少なく、病棟の患者に何か異状が起きない限り、一晩ぐっすり寝てお金を稼げるということになる。

　勤務医はどうしたわけか比較的金銭に無頓着な人が多い。私の考えでは、この年齢で簡単にお金が稼げてしまうので、ここからの刷り込みかもしれない。アルバイトの額は、たとえ２万円であっても普通は大金である。したがって、当直さえすればお金が楽に手に入ると思いこんでしまい、通常の感覚がなくなってしまうのである。

　ただ、このバイト料がここ10年くらい上昇した形跡がほとんど見られないこと、それにもかかわらず文句を言う医師をほとんど見たことがないことは実は驚くべきことではないか。

　ここでさらに、別の視点から医師の金銭感覚について見てみたいと思う。そこで今度は昼間のアルバイトについて整理してみよう。昼間のアルバイトは以下の２つに分類される。

　①平日の昼間－外来とか手術を行なう
　②休日、土曜日の午後－留守番

　②は先に述べた当直の昼間版なので、あまり述べることはない。①についてはどうか？　実はこの額については多少市場原理が働いている。難しい手術ができる医師、患者に人気がある医師、教授・助教授などには高い額が払われ、若い医師は安い。

しかし安いと入っても、時給1万円くらいは払われているのであるから、外来患者数による調整など行なわれていそうであるが、その実、何も行なわれていない。これは何を意味するのであろうか？　つまり、労働に対して厳密な意味での評価を受けていないのである。また、この基本になる時給1万円という額自体がもしかすると、以前に比すと下がっているのかもしれない。
　ちなみに、弁護士の相談料は最低1時間1万円、実際には2万円から高いと5万円払うのが相場である。また1日8時間労働、週5日年50週と考えると、時給1万円は年収2000万円くらいにあたると思われるが、この額には企業勤務であれば当然払われる諸手当（家族手当、家賃補助）、保険料（健康保険料補助）、経費（研究室、交際費）などが含まれていないので実際には1500万円くらいにしかならないのではないだろうか？

　アルバイトをしている医師は研修医だけではない。最初に述べたように、勤務医はかなりの頻度でアルバイトをしていると思われる。これは教授も例外ではない。
　ここでアルバイトについてまとめたい。アルバイトはほとんどの医師が何らかの形で当てにしている収入である。時間あたり単価が高いかどうかの判断は、以前はともかく、物価の変動を反映していないので今となっては難しい[7]。

【不安定なその収入】
　こちらは、統計が真実を述べていると思うので、額についてあまり述べることは少ない。一番の問題は、収入の不安定さである。これは、現在の日本の雇用体系がまだまだ終身雇用を前提にしていることを原因にしている。したがって、今導入が検

表-4　常勤医師の給与の相場

経験年数	年齢	年棒（円）
2年	26歳	600〜700万
5年	30歳	800〜1000万
10年	35歳	1300〜1400万
15年	40歳	1500〜1800万

〔出典：『勤務医宣言』（ジャミック社）より〕

討されている401K[8]プランなどは医師にとっては大歓迎なのである。

　医師の場合、転勤は日常茶飯事である。それも医師にとって勤務先を変わることは、企業の場合と異なり、違う経営母体の病院に移ることを意味するのである。これはまた、退職金が1回ごとに小額支払われることを意味する。したがって、企業で支払われる[8]であろう2000万円、3000万円といった額は望める場合の方が少なく、ましてや銀行の場合のように何千万円もの退職金をもらうということは皆無であろう。

　さらに、細かいことをいえば、税金を考えると収入は、高低の差があまり大きくない方がいい。例えば地方民間病院で1800万円の収入を得ていたものが、翌年800万円の国立病院に移ると、税金に追いまくられることになる。

　次の問題は、フリンジベネフィット[9]である。私は、企業にも勤務していたことがあるからわかるのだが、大企業というのは、本給以外に社員のメリットを考えたシステムが多く導入さ

れている。思いつくだけで、社宅貸与・補助、優遇金利、保険金補助、企業年金、雇用保険[10]などがある。またこれ以外にも、経費というものがあって、部長クラスにでもなれば接待費・会議費・書籍代等がまだまだ潤沢に認められている。

このうち、早急に改善されるべきものも多いと私などは思うが、勤務先と交渉をするのが難しい。そもそも、浮き草稼業の医師にはこういった知識が乏しいのである。

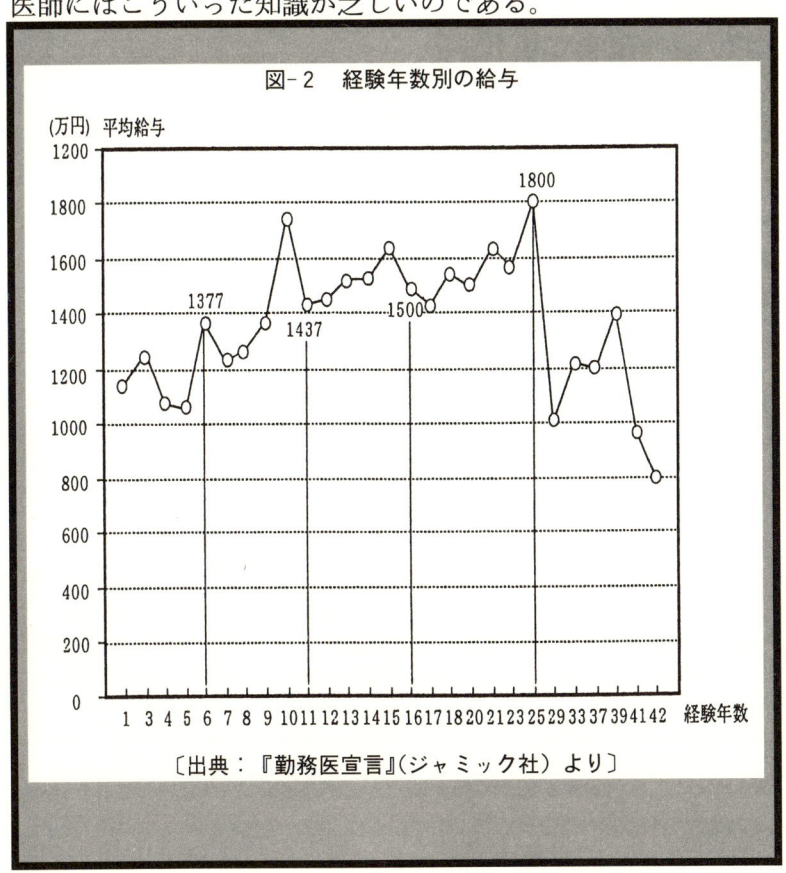

図-2　経験年数別の給与

(万円) 平均給与

[出典：『勤務医宣言』(ジャミック社)より]

表-5 ：給与の年次推移（科目別）

（単位：万円）

年次	81	82	83	84	85	86	87	88	89	90	91	92	93	94
全体	1,284	1,333	1,246	1,400	1,371	1,402	1,413	1,284	1,353	1,391	1,403	1,382	1,428	1,375
内	1,273	1,369	1,229	1,290	1,278	1,388	1,300	1,248	1,351	1,298	1,344	1,327	1,421	1,358
外	1,460	1,300	1,125	1,553	1,450	1,512	1,552	1,573	1,412	1,480	1,551	1,438	1,523	1,475
消	0	0	0	1,480	1,183	1,100	1,487	1,418	1,396	1,409	1,404	1,428	1,491	1,467
産	0	1,435	1,400	1,200	1,480	1,518	1,457	1,223	1,365	1,388	1,446	1,428	1,445	1,473
小	1,100	1,515	1,137	1,333	1,264	1,081	1,370	1,250	1,211	1,310	1,270	1,352	1,408	1,233
整	0	1,242	1,436	1,540	1,500	1,475	1,433	1,354	1,556	1,521	1,550	1,570	1,600	1,484
精	1,200	1,383	1,400	1,240	1,522	1,470	1,404	1,400	1,226	1,346	1,325	1,325	1,200	1,240
循	0	0	0	1,500	1,200	0	1,500	1,236	1,300	1,484	1,460	1,452	1,466	1,469
眼	0	800	0	1,500	1,160	1,400	1,366	975	1,333	1,166	1,187	1,116	1,222	1,157
老	0	0	0	0	1,200	1,066	1,390	1,300	1,375	1,250	1,412	1,366	1,433	1,290
脳	0	0	1,500	2,000	1,950	1,700	1,400	1,387	1,525	1,700	1,566	1,584	1,600	1,300
皮	0	2,500	900	1,000	0	1,240	1,200	1,125	1,000	1,200	1,050	962	1,250	1,114
麻	0	0	0	1,200	1,475	1,200	1,500	1,300	1,500	1,200	1,500	1,333	1,450	1,425
耳	0	0	0	0	1,000	1,300	1,500	800	1,228	1,366	1,500	1,400	1,325	1,400
放	1,500	1,200	1,066	1,300	1,266	1,133	1,500	0	0	1,500	1,200	1,250	1,383	1,400
シ	0	0	0	0	1,200	1,200	0	1,200	0	1,350	1,433	1,390	1,250	1,350
泌	0	0	0	1,200	1,000	1,166	1,500	1,250	1,400	0	1,800	1,500	1,716	1,333
神	0	1,500	0	0	1,540	0	1,000	0	1,450	1,400	1,250	0	1,000	1,433
呼	0	0	0	1,500	0	0	0	0	1,300	1,300	1,483	1,400	1,350	
心	0	0	0	1,500	1,866	1,000	1,400	0	1,200	1,800	1,200	1,400	1,600	1,400
形	0	0	0	0	3,000	1,500	0	1,000	1,200	1,733	1,666	1,600	1,500	0
美	0	0	0	0	0	0	0	880	1,250	2,000	2,000	0	1,500	0
婦	0	0	0	0	0	1,500	0	0	0	0	1,250	1,650	1,600	
理	0	0	0	1,300	0	1,400	0	1,300	0	1,500	1,200	2,000	0	
コ	0	0	0	0	0	0	0	0	0	0	0	1,366	1,500	1,800
し	0	0	0	0	0	0	0	0	0	1,500	0	0	0	
気	0	0	0	0	0	0	0	0	0	1,200	0	0	0	

（『ジャミック・リクルート』集計結果より）

内＝内科・外＝外科・消＝消化器科・産＝産婦人科・小＝小児科・整＝整形外科・精＝精神科・循＝循環器科・眼＝眼科・老＝老人内科・脳＝脳神経外科・皮＝皮膚科・麻＝麻酔科・耳＝耳鼻咽喉科・放＝放射線科・シ＝神経内科・泌＝泌尿器科・神＝神経科・呼＝呼吸器科・心＝心臓血管外科・形＝形成外科・美＝美容外科・婦＝婦人科・理＝理学診療科・コ＝呼吸器外科・し＝小児外科・気＝気管食道科

〔出典：『勤務医宣言』（ジャミック社）より〕

まとめると、医師の給与は安定していない。生涯賃金では、外資系金融はいうにおよばず、日本の上場企業に劣る可能性がある。しかし、後者との比較においては、この主たる原因はいわば、転勤や転職である。したがって、最近の人材流動化にはマッチしている。ただ、収入については、労働との対比で考えるという見方だけでなく、自由との対比で考えることもできる。
　この場合、大学に勤務した場合と、開業した場合を考えれば、いずれも自分の行動についての自由度は、いつまでたっても上司にお伺いをたてねばならない企業の人たちよりは多いので、ここも考えるべきポイントであろう。

【一生においていちばん貧乏な時期】
　留学も収入の上からは問題である。医師の場合、自費の（思わず"慈悲"のと書きそうになった）留学が多く、金銭的な負担はとても大きい。私の知合いには米国で、生活保護を受けていた者（仕送りで生活する場合、この方が得らしい）もいるくらいである。企業派遣の友人からは、「留学中一番豊かだったのは企業派遣や公務員の派遣、次が学生、一番貧乏なのが医師の留学生であった」といわれたこともある。
　一般に企業派遣の留学・海外勤務においては日本での給与はほぼ確保され、それ以外に手当て、家賃、場合によっては子供の学費が支給されている例[11]もあり、医師と比べると話にならない。一方、留学中の医師がこの期間、収入として見こめるのはよくて奨学金やわずかな留学先からの収入なので、せいぜい200万円から400万円くらいにしかならない。少ないとゼロであり、貯金を使うか、家族に頼るしかない。ごくまれに、勤務しながら休職扱いなどで留学できる場合もあるが、これは例外中の例外である。

【開業にともなう投資と収入のバランス】
　開業医の場合は、個人事業者である。普通は借金をすることになり、したがって、倒産のリスクもある。その意味で収入も勤務医の収入とは異質なものと考えたほうがよい。さらに統計においても、法人の場合は給与収入になるが、個人の場合はいわゆる売上と収入が混同されるおそれもある。週刊誌などに出ている医師の収入の数字については、以上の点を考慮する必要がある。逆に、大企業からの給与の場合は、日本の累進課税による税金制度により、むしろ給与所得を減らし住宅手当て、交際費などの課税されない経費として従業員に還元することにも留意したほうがよい。
　その意味で、平均的な開業医の場合の収入は大企業で言えば、部長から平取締役クラスにあたると考えられる。高額所得の開業医が存在していることも事実であり、これは医療界にも、厳然と競争原理が働いていることを示している。また、保険点数が全国一律なために、大きな企業がない地方では医師が高額所得者として顔を出すケースがままある。
　最近、開業医の高齢化が言われるが、これはいいかえれば開業に伴う投資額が高額になり、投資および借金に耐えられないという判断から、若い医師が開業に踏み切らないということでもある。

註・・・・・・・・・・・・・・・・・・・・・・・・・・・・・・・・
1 その他、特殊法人、外郭団体などの職員がある。
2 敢えて医師と断ったのは、他の業務の人は時間通りに帰る場合が多いからである。
3 研究志望の医師が、優れた臨床家を養成することに力を注いでいる大学病院に勤務した場合などがあてはまる。
4 専門的には、医師誘発需要というものの存在は確認されている。
5 いろいろな科目の医師が集まり、おのおのの得意分野で助け合っていこうという診療形態。日本ではそれほど普及していない。
6 例えば、ハーバード大学の関連病院・研究機関には160人の日本人医師がいるという。
7 参考になるかわからないが、コンピュータグラフィクスの能力のある若者〔学生可〕が、ソフト会社でバイトすると、時給5000円という。
8 日本で導入がうまくいくかはいまだ不明。日本でいう年金が持ち運びできる点、投資に対しての自己責任による選択が可能な点などが異なっている。
9 給料以外の余得。保険料の企業負担分、家賃補助などを指す。
10 これは、法的には義務なのだが罰則規定がないので、掛けていない病院は多いと思われる。他方で、医師には雇用保険が必要かという議論がある。なぜなら、バイトがまったくない状況にまで追い込まれる医師は、現況ではきわめてまれであるからだが、もしかすると今後は必須のものになるかもしれない。
11 バブルの頃の話もあり、多少誇張されているが、誇張はわずかである。

医師の失業時代はやってくる？
chapter 3

　私が、医師過剰に本当の意味で気づいたのは米国留学中であった。思い起こしてみると私が医学生であった1980年代後半すでに、医師過剰という言葉は聞かれた。私の学んだ名古屋大学では、当時研修のあり方について医学生同士が討議する委員会があり、そこでは皆が真剣に医師過剰について議論していたことを思い出す。しかし、医師になってみると、そんな懸念はまさに杞憂であったかのようであった。次から次へと訪れる患者の対応に追われながら数年間が過ぎ去ったのである。

　その後、縁があって私は米国のニューヨーク・マンハッタンにあるコーネル大学の医学部薬理学部で勉強する機会を得たが、以前からできれば米国で臨床を行ないたいという夢が私にはあった。学生時代、同じ夢を持つものは結構多く、日本語の内科学書ではなく、敢えて英語の内科学書を読んだり、米国医師の国家試験問題集を解いたりしたこともあった。

　研究者としての留学だったが、やはり米国にいる以上、米国の医療自体も学んで帰りたいという意志を強く持っていた。その当時は最先端医療の米国、という光の部分のみを見ていたと思う。

　幸い、留学先がマンハッタンであったので、医療情報を得るにはこと欠かなかった。当時すでにインターネットの検索サイトであるYAHOOは活動をしていた。また親しく付き合ってもらっていた製薬などの企業派遣の人たちが何人かみえたので彼らをとおして、実際に米国で医療に携わっている医師を紹介してもらうことができた。今回の本を企画するきっかけになった、

chapter 3　医師の失業時代はやってくる？

　野口医学研究所の人たちと知合う機会を得たのもこの頃である。そして恥ずかしながら、マネジドケア[1]という言葉を知ったのもこのころであった。

　いろいろ勉強していくうちに彼我の差は予想以上に大きく、その原因としては医療のシステムの違いや、医師の気質の差、さらには医師の需給の差が影響しているように思われた。

　さて、そんな中で、私は米国人医師の中にMBA（経営学修士）という肩書きをあわせ持っている人がいることに気づいた。もちろん、こういったタイトルがあることは日本にいる間から知っていたのだが、例えばハーバードやスタンフォードなど超一流のMBAは、いわば日本の司法試験や医師国家試験くらいの難度であるというくらいの理解にとどまっていた。

　ニューヨークにもコロンビア大学や、ニューヨーク大学などMBAの難度が高い大学があった。いろいろな集まりに出席しているうちに、企業派遣でそれらの大学のMBAを取得に来ている人たちと話す機会に恵まれた。ちょうど医学研究にも行き詰まりを感じていたときでもあり、私にとってこの資格、あるいは医療関連ビジネスは魅力的に見えた——結局、私のMBA取得は日本に戻ってから、夜間のスクーリングと通信教育[2]を通じ取得することになったのだが、その原点は留学中の体験にあったことになる。

　その後、私はヘッドハンターをとおして製薬企業に就職することになった。他の項でもしばしば話題にでるが、欧米では医療の大きな手段である薬品を作る製薬企業に多数の医師が勤務しているのは常識であった。ちょうど、規制緩和で外資系の製薬企業に追い風が吹いており、私にはいくつかの日本でのポストがオファーされ、その中で私はファイザー製薬㈱を選んだ。ファイザー製薬に勤務してから1年強たってから、私はもう一

度転職しているが、この時もヘッドハンターを通してポストや条件が提示され、日本の中堅製薬企業へ再就職したわけだ。

　本章では、医師の需給・転職についてとりあげたい。需給というと堅苦しいが、要は医師の数のことである。米国では挑戦的な気性と、医師過剰から医師がさまざまな分野に進出している。それはトップのかなりの割合を医師が占める製薬企業は言うにおよばず[3]、マスコミ、アナリスト、保険会社、バイオ関連ベンチャーなどなどである。最近ゲノム関連のニュースが時々発表されるが、日経新聞に広告が出ていたように、ゲノム関連の投資信託の中には医師が中心になって行なっているものさえある。

■医師過剰の意味するものは

　現在、医療の担い手である医師の需給バランスが話題になっている。厚生省は、医師数の需給バランスの問題について、1984年から「医師数の需給に関する検討会」を設置し詳細な検討を加えた。

　検討会は基本的に医師数の増加を押さえる方向の答申をしたが、いずれにしても、年に約8000人が国家試験に合格し、辞める（主に死亡）医師は2000人くらいなので、医師数の増加は避けられない。本来的に言えば、高い専門知識を持った者の増加は社会にとって価値があることなのであるが、われわれ医師にとっては大問題である。

　ここで、厚生省の行なってきた医師需給の調査について概括したい。厚生省は1984年に「将来の医師需給に関する検討委員会」を発足させ、86年に委員会意見として、2025年には10％もの供給過剰が見込まれるため、95年を目途に医師の新規参入を10％程度削減する必要があると報告した。また、93年には「医師需給の見直し等に関する検討委員会」を発足させ、96年にほぼ同じ趣旨の報告を行なっている。もっとも新しい98年の提案によると、もう一度2020年までに医師の新規参入を10％程度削減する必要があると報告している［図-1，図-2］。実際、1994年までに、全国大学医学部および医科大学の入学定員は7.7％削減された。

　以上、3回設置された検討会の分析から言えば、医師過剰時代は間違いなくやってくるのである。しかし、現状では医師ひとりひとりにすれば、東京など一部を除き医師過剰という実感がなく、他のスキルを身につけるなどといった、見るべき行動はとられていない。

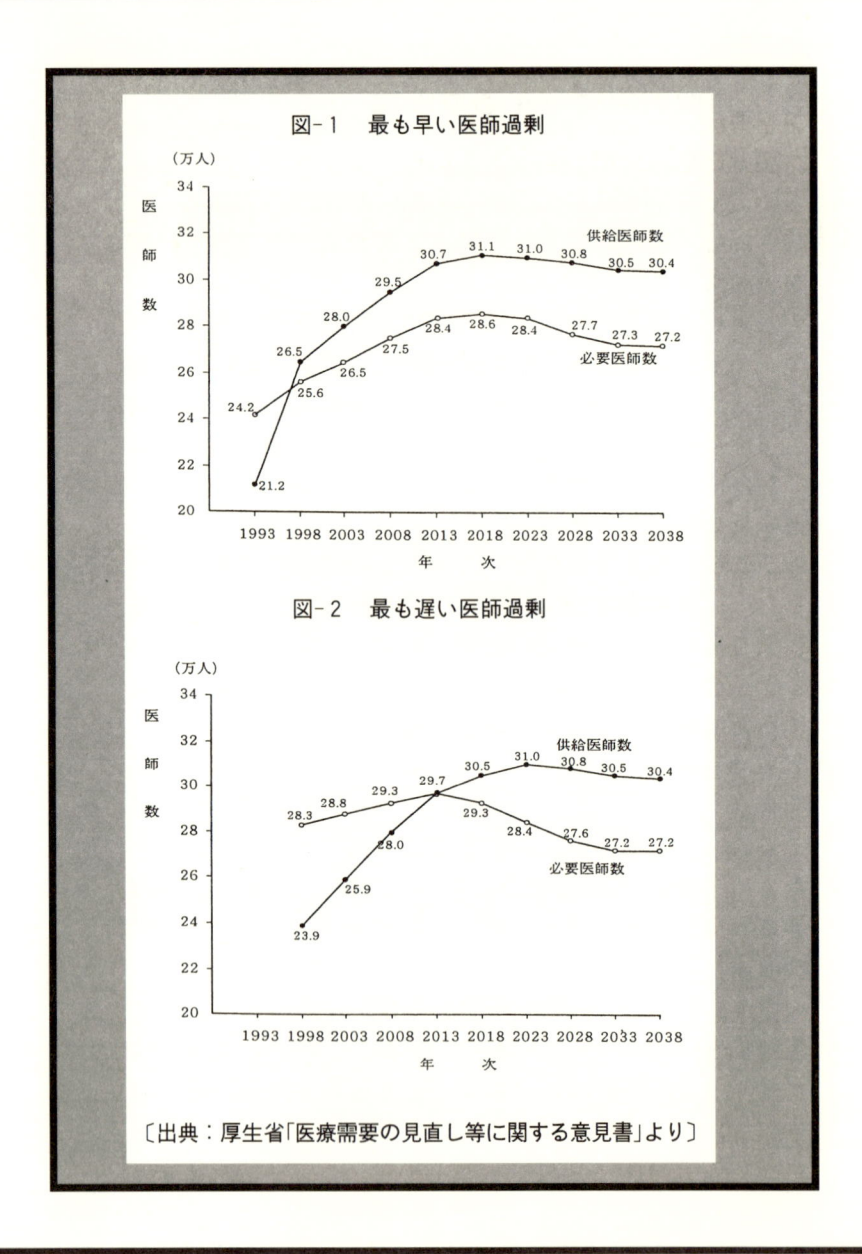

1部 医師としての生き方が問われる時代

図-1 最も早い医師過剰

(万人)

供給医師数: 1993: —, 1998: 26.5, 2003: 28.0, 2008: 29.5, 2013: 30.7, 2018: 31.1, 2023: 31.0, 2028: 30.8, 2033: 30.5, 2038: 30.4

必要医師数: 1993: 24.2, 1998: 25.6, 2003: 26.5, 2008: 27.5, 2013: 28.4, 2018: 28.6, 2023: 28.4, 2028: 27.7, 2033: 27.3, 2038: 27.2

1993年の供給医師数: 21.2

図-2 最も遅い医師過剰

(万人)

供給医師数: 1993: —, 1998: 28.3, 2003: 28.8, 2008: 29.3, 2013: 29.7, 2018: 30.5, 2023: 31.0, 2028: 30.8, 2033: 30.5, 2038: 30.4

必要医師数: 1998: 23.9, 2003: 25.9, 2008: 28.0, 2013: 29.3, 2018: 29.3(?), 2023: 28.4, 2028: 27.6, 2033: 27.2, 2038: 27.2

〔出典:厚生省「医療需要の見直し等に関する意見書」より〕

医師過剰国では、医師がタクシーの運転手をしている例もある。一方、米国では、医師が、マネジドケア関連の会社、製薬企業、マスコミなどで働いている例がある。また、そこで働くためのスキル[4]を身につけるための努力をしている医師が多い。

【一県一医大政策の影響】
　最近の変化[5]はもとをたどれば、1970年の人口10万対150人の医師確保という目標に従い、1973年にいわゆる一県一医大政策の下で、全国津々浦々の県に最低１つの医学部が置かれたことに端を発している。その結果、人口10万対150人の医師確保という目的は1983年に達成されてしまったのである。
　考えればわかることだが、医師数は増加のアクセルを踏むことは容易だが、ブレーキをかけることはきわめて難しい。今、存在する学生は医師にしかなれないのだから、供給を絞るどんなに早い削減策も効果が出るのは６年後である。また私大医学部がある以上、明日から定員をゼロにすることは不可能であり、上述した供給抑制策もなかなかうまくいっていない。
　それ以外にも、医師の定年制、研修医を保険医療ができる保険医にしない[6]、国家試験の難化等の案が出されているが、多少なりとも効果がありかつ実行可能な案は結局上記の入学定員削減くらいかもしれない。

【医師の偏在が原因】
現在需要側にある構造的問題から考えると：
　現状では、規定の医師数を満たしていない病院が多い[7]。その意味では医師数は不足であるが、需要からみて真に不足かどうかの判断は難しい。
　また、以下の２つの問題は、医師の偏在によって起きている

1部　医師としての生き方が問われる時代

表-1　各国の医師数（Practising：physicians、人口10万人当たり）の年次推移

	1980年	1985	1990	1991	1992	1993	1994	1995	1996	1997
オーストラリア	181.8人[1]	204.7人[2]	人	224.5人	人	238.8人	242.7人	247.1人	248.9人	人
オーストリア	163.9	187.6	222.4	229.0	236.8	243.9	255.6	265.5	277.5	
ベルギー	231.1	282.7	318.1	322.6	330.2	333.6	340.8	338.3		
チェコスロバキア	231.4	262.6	277.1	273.6	274.0	275.6	285.4	291.6	292.9	
デンマーク	217.5	253.4	277.8	279.4			290.1			
フィンランド	174.3	207.9	242.5	246.4	256.4	262.5	269.3	276.8	284.5	
フランス	196.9	223.3	264.6	269.9	274.4	276.8	284.7	293.5	294.5	
ドイツ	178.1	207.2	246.0	305.4	312.5	320.3	328.1	335.4	341.1	
ギリシャ	243.4	293.0	337.9	363.4	375.3	386.5	388.3	393.2		
ハンガリー	287.9	277.2	368.3	327.3	334.6	402.1	405.7	420.4		
アイスランド	214.0	259.8	284.7	284.5	295.4	295.1	299.6			
アイルランド	130.5	162.4	155.4	170.0	199.6	201.8	198.8	210.0	210.2	
イタリア	262.4	379.7	469.6	487.7	501.4	514.0	525.9	536.5	545.8	
日本	127.4	147.7	165.1	167.7	170.4	174.0	177.4		183.9	
韓国	49.8[1]	60.7	83.5	89.5	96.1	102.3	106.9	112.3	117.2	
ルクセンブルク	170.6	180.7	200.5	201.6	207.1	213.1	215.3	221.5		
メキシコ	87.7	90.7	104.3	111.7	115.2	141.4	148.1	152.7	148.6	150.7
オランダ	190.7	222.2	250.6	259.3						
ニュージーラン	155.2	169.8	188.5	193.0	195.2	197.5	203.6	210.3	209.7	
ノルウェー	197.0	220.9	312.0	257.1	256.6	262.1	271.0	278.6	283.8	275.8
ポーランド	178.7	196.8	214.2	216.8	218.2	222.0	227.6	231.7	235.2	
ポルトガル	197.9	246.0	283.0	287.0	289.9	291.2	293.2	296.0	301.0	
スペイン	229.5	331.1	382.8	393.9	400.2	407.5	414.0	414.8	422.0	
スウェーデン	220.2	258.6	287.4	289.0	293.4	298.5	301.7	305.5	308.7	
スイス	236.4	269.4	294.7	299.6	298.2	303.9	309.6	317.0	322.2	
トルコ	61.3	72.4	90.1	95.1	97.6	102.6	108.7	113.7		
イギリス	128.2	138.6	147.4	149.6	151.4	154.3	156.1			
アメリカ	199.0	223.8	240.7	247.0	249.4	252.7	255.6	259.1	264.1	
平均	188.6	215.2	247.3	250.2	256.7	262.7	268.5	280.6	275.1	

OECD Health Data'98：Practising physicians/Total population　1）1981年、2）1986年
平成8年医師・歯科医師・薬剤師調査：老人保健施設を含む医療施設の従事者

〔出典：濃沼信夫『医療のグローバルスタンダード』(株式会社ミクス)より〕

問題である。
- ◆医師の地域偏在の問題は医師数の増加により解決されるのか？
  - →ごく弱い効果が期待される（医師過剰がすでに起きている外国の例から類推した）
- ◆医師の各診療科（内科、外科、眼科等）ごとの偏在は医師数の増加により解決されるのか？
  - →弱い効果が期待される（最近、クラインといわれる皮膚科、眼科、耳鼻科等への入局者が増加している）

 この2点は、解決すべき課題であるが、医師数増加が現在存在する課題を解決するとは思えず、他の方策が必要であろう。したがって、医師の偏在は医師数増削減を否定する根拠にはならない。

§病院に勤務する医師の動向について：
- ◆介護保険制度が導入された（2000年4月）；現在の一般病院病床約120万床のうち、介護療養型病床群に19万床移行しつつあり、療養型病床では医師の必要数が減少する
- ◆診断群別包括払い（DRG[8]／PPS[9]）の導入が急性期病院に行なわれるとすると、導入病院においては、従来の医師数より必要数が増加する
- ◆残りの病院は慢性期病院になり、あるいは病床が廃院により減少することで、従来の医師数より必要数が減少する。

 以上から、勤務医としての医師の需要は減少する可能性があると考えられる。

§診療所を開業する医師の動向について：
　診療所については、現在、医師に対する開業の制限がないために、勤務医としての需要がなくなれば、医師はおのずと開業に向かうであろう。これは、供給側の問題であるが、結果として開業医の増加により、待ち時間が減る、サービスが良くなる等の効果が期待できる。

§その他の医師需要：
　医療関連産業への医師の参入が増加するという意見がある。これは、上述した厚生省の検討会でも論議されている。ここでの論点は以下の2点であると思う。
　◆医療の知識を持った人が、医療現業以外の医療産業で活躍すべきか？；
　　医学部は大学での教育費が高く、国立大学での教育費用の大部分の財源は公費でまかなわれるために、医師が医業を行なわないと投資の無駄という意見もある。しかし、医学部出身者は、一部の例外を除き、医療職以外でも、製薬業、生命保険、医師国家試験の予備校等の医療関連産業に従事していることから、大局的にみれば投資効果に問題はないと考えられる
　◆今後の医療職の範囲：需要からみると、失業する可能性は低いのでは？；
　　たとえば、予防医学、公衆衛生、医療経済といった医師が少ない分野へ進出、あるいは病院経営、DRG／PPS導入時のコード化作業等の狭い意味の医療の枠内での仕事の拡大が予想される。これらは、医師の専門的知識が重要な分野である

chapter 3　医師の失業時代はやってくる？

＊　＊　＊

　検討会報告にあるように、医師の供給増加は避けられない。そのうえ、医師の供給を減らすという医師供給側だけでの調整は難しいと考えられる。一方で、求められる医師像には変化がみられる。したがって、供給する医師の育成の仕方に変更を加えることにより、需要として求められる医師像の変化に対応する必要があると思われる。

■医学部に行くと医師にしかなれない？

　医師になるには、最近では医学部への社会人入学も多少はみられるが、普通、高校を卒業した時点で医学部に入学することが必要である。とすると、医師になるという決断は、高校生の時になされていることになる。さらに、医学部は難関であるが故に、実際の意志決定は高校1年か2年、場合によってはそれ以前になされていることになる。また、親が医師の場合などは、幼少のころから自分が医師になることを決めている人も少なくないであろう。

　自分の希望が早くに決まること、それ自体はむしろよいことであるが、問題はその希望が変わった時、あるいは、自分がその職業——この場合は医師であるが——に向いていなかった時である。特に、若いうちの意志決定にはいろいろ問題が多い。

　悪いことに医師になるための医学部は、いわゆる"つぶし"が利かない代表的な学部なのである。いいかえると、医学部は医師を養成する学部であって、それ以外の何ものでもない、もっといえば、医学部をでた人は医師という専門家にしかなれないのである。

【医学部を抜け出すには】

　多くの大学では、2年間の教養部等にて、医師も一般教養を学ぶ機会を与えられているものの、現状ではその機会は少なくなってきているようだ。一方、医療技術の進歩に伴い、医療情報が膨大になってきており、むしろ医学、医療という専門分野を6年間かけてみっちり修得することが必要となってきた。こういうと聞こえがいいが、これは専門馬鹿を作り出すシステムと言えないこともない。

医師は社会性の高い資源であると考えられ、それを有効に活用しないことは、日本経済の資源損失につながる。難しそうだが、わかりやすくいうと、国立大学の授業料が安くて（他の学部と同じ）、私立の医学部の授業料が高いのは、不当な請求ではなく、医師を養成するのにそれだけお金がかかるわけで、国立大学の場合はそれを公費で埋めているのである。従って、これを無駄にしてはいけない、というわけだ。
　とすると、私のように企業に勤務した者はけしからん、ということもなる。しかしながら、医学部教育を経て得られた知識は、米国の例をみてもわかるように必ずしも医業現業に携わらなくても、社会に貢献することが可能であるとも考えられるのだ。従って、私も税金泥棒ではないということになる。

【転職のきっかけ】
　ここで、医師の転職について考えよう。医師が転職を考えるときは、大きく分けて、医学博士号を取ったとき、勤務先（大学にせよ、病院にせよ）での出世が見こめなくなったときがあろう。年齢については、個人差が大きいと思うが、前者の場合は30から35歳、後者の場合は早くて40歳、遅いと50歳くらいと思われる。どちらが多いかといえば、私の考えでは後者の方と思う。しかし、最近では前者のケースも多くなっているのではないか？
　後者の40歳あるいは50歳での転職はほとんどが開業である[10]。しかし、最近では開業しても元が取れない、多額の借金を背負うのは嫌といったわけで、ほかの可能性を探る医師も出ている。
　ここでは医師の転職を2つにわけて考えたい。ひとつは、医師をやり続けるのだが、病院を変わるケース、もうひとつは、医師でなくて（医業現業に携わらなくて）、関連職種に転職する

ケースである[11]。さらにもうひとつ、関連職種でないものに転職するケースもあるが（親の鉄鋼所のあとを継ぐなど）、これは極めてまれであろうし、ここでは考える意味がなさそうである。

【医局の意義？】
　医師が転職を考えるというのは、ひとつめのケースの方が圧倒的に多いと思われる。ここで問題になるのは、医局と学閥である。つまり封建的な命令ひとつで、簡単に転勤させられるのが非人間的だというわけだ。一般的には、この2つは弊害のみが語られ、私も否定的な論調で述べがちなのだが、実はなかなかこの医局制度にかわりうるシステムはないのである。
　どういうことかというと、派遣される医師にとっては、意に添わない転勤は不幸極まりないことであり、私も友人の医師にその命令が出されたときは、一緒に悲しんだものだったが、現在の病院経営・医療政策という視点から見ると少なくとも医師の派遣については、医局制度はかなり効果をあげているシステムなのである。
　さらに詳しく説明しよう。病院において医師が居ないと医療ができないことは言うまでもない。そして、医師は偏在している。この偏在は医師数の増加では解決できなかった。地方は給料が高いので、言いかえれば市場原理（給料の高低で）で医師の偏在は解決できなかったことになる。
　この偏在の解決に、医局制度は貢献しているのである。今、医局制度に代わるものとして民間の医師リクルート会社が数多くできているが、都会での医師勤務の透明化・流動化に役立っているのは間違いないのであるが、地方ではどうであろうか？
　簡単にいうと、医局派遣の場合は、地方に短期間赴任するのを条件に勤務するのである。言いかえれば、いずれ都会の勤務

に戻れると信じて赴任するからできるのである[12]。

【人材流動化にむけて】
　まあ、そうはいっても、医師個人にとっては社会全体の問題より個人の問題が優先するのも詮無いことである。ここで医局の存在意義は認めたうえで、医局制度が人事システムとして機能するためにはどうあるべきかを考えたい。
　一般に、医局では教授または医局長が人事権を持つ。しかし、当然であるが彼らは人事のプロではない。したがって的確な待遇について条件を出すことができないのである。別項（1部2章「不安定なその収入」参照のこと）で述べたフリンジベネフィットなどはこれに当たる。さらに、体系的に人事を行なう必要がある。病院側が医師数の自転車操業をしているような場合、どうしても医師個人に無理がかかることが多くなってしまう。
　ただ、近年病院側の意見も強くなってきている。前述した地方の病院と異なり、都会の病院では完全に需給バランスが逆転している。したがって、場合によっては医局の希望などはかなえられるものではない。
　真に市場原理が働くのであれば、これは大変なことである。経験された人もいるかもしれないが、転職はしっかりした代理人・利益代弁者がいるかいないかで大きく違う[13]。私も、企業間で転職するときにその手の専門家のお世話になったが、特に金銭面・待遇面は自分では交渉しにくい事柄である。これをプロが交渉してくれることは非常に重要なことであると思う。

【新しい医師像】
　医療現業以外で働いている医師資格を持つもの、言いかえると、行政、生命保険業界、製薬業界等の業態で働いている医師

は現状では少ない。
　その原因には、
　①大学医局以外に医師の市場としてのマーケットがほとんどないという問題
　②行政、企業の受け入れ側の問題
　③医師側が医療しか知らないために、医療の現業になじみがちという医師側の問題がある

　①についてはすでに述べたが、現在、医師の人事は主に大学医局が行なっている。しかし数は少ないながらも大学医局に属さずに病院に勤務している医師がいる。そして、医局に属さない医師を病院に斡旋したり、他の業種に斡旋する業者も存在する。ここでの問題は、業者を通して転職をする場合の社会的認知度が低いということである。
　②の行政職については、定員の問題からこれ以上医師の採用枠が増えるとは思えないので、やはり民間が主となる。実は米国では医師の企業での働き場は多い。それは、マネジドケア関連の会社、製薬企業、マスコミなど多岐にわたる。
　ここでの日本における問題点は、医師も日本企業も双方とも医師が企業体で何を行なえるか明確でないことであろう。製薬企業を例にとれば、日本に支店を持つ外資系の企業では、本国で医師を雇っている職種があるために、日本でも日本人医師の受け入れの枠が確保されていることは参考になろう。
　このなかで、一番大きいのは③の問題ではないであろうか？
　なぜなら、医師の将来の選択は原則その医師自身に任されているわけで、医師が需要に応じて積極的に医療現業以外の可能性に働きかけるようになれば、医師の労働市場に変化が起き、①、②の問題はおのずから解決すると予想されるからである。

chapter 3　医師の失業時代はやってくる？

註・・・・・・・・・・・・・・・・・・・・・・・・・・・・
1 抽象的だが、医療サービスの利便性・費用・質を効率的に管理するシステムにおける医療の財政と供給の統合体（広井良典『マネジドケアと医療改革』より）。日本では日陰である保険者が医療に介入する仕組みでもある。
2 米国での取得には授業料2年間300万円ほどと生活費がかかる。
3 欧米の製薬企業では少なくとも研究開発についての最高責任者はほとんどが医師である。
4 MBA、MPH（公衆衛生学修士）、MHA（病院経営学修士）などを指す。詳しくは別項（3部2章「註」）参照。
5 これ以前にも医専（医療専門学校）による医師資格者増加が見られたこともあったが、現在にはあまり影響がないと考えていい。
6 医師は国家試験に合格し、医師免許を取得しただけでは保健診療ができない。保険医とは保険診療ができる医師を言う。保険診療とは、行なった医療行為に対して医療保険から支払いがある行為である。保険ではないものに自由診療があり、たとえば美容整形などは全額自費負担となる。
7 専門用語で「標欠」という。公衆衛生学で習うはず。
8 Diagnosis Related Groups：さまざまな疾病分類方法の1つ、詳細は参考文献をみられたい。日本ではPPSとの関連で語られることが多い。
9 Prospective Payment System：前もって見積もった額を支払う方式、〈包括払い〉と考えてもいい。診断による分類であるDRGとこのPPSが結びつくと、診断群による包括払いになる。
10 今までは大学教官（講師、助教授）の場合は、病院の院長なり副院長なりで迎えられることもあったが、現在ではそういう話は激減している。
11 この詳細を急いで知りたい方は、次章を参照のこと。
12 もっとも、そのまま都会に戻れなくなる場合もあるので、"信じて"という表現を使った。
13 ここで医局が真にその役割を果たしていたかは不明。

医師からの転身・転職を考えるとき
chapter 4

　私事であるが、私も米国に留学するまでは医師の勤務先は、病院か診療所、せいぜい厚生省などの行政、生命保険会社の社医（診査医）、企業の産業医くらいしか知らなかった。しかし、縁あって製薬企業に身をおき、さまざまな業界の人と会っているうちに、意外と医師の働き場は多いことに気がついた。この分野の先進国である米国で、この傾向はとりわけ顕著である。しかし、米国のようになるには[1]いくつかのハードルを越えなければならない。

　さて、医師数過剰の項で述べたように、医師数は確実に増加している。そしてこの解決策のひとつに、医師労働市場流動化がある。この件については3章で詳しく述べたのでそちらを参照されたい。
　さて、具体的にどんな仕事があるのであろうか？　なんと、以下のように非常に多い。

　◆病院勤務医・開業医以外の医療業界内就職先
　　－厚生省
　　－保健所
　　－産業医
　　－福祉・介護関係
　　－海外
　◆医療業界外就職先
　　－コンサルタント

chaper 4　医師からの転身・転職を考えるとき

　　－弁護士
　　－医療保険者
　　－製薬企業など
　　－生命保険会社
　　－マスコミ
　　－投資会社
　　－Bioventure
　　－政治家
　　－経営者
　　－シンクタンク

以下、簡単に各項目について触れたい。

■医療業界内就職先

厚生省
これについては、インタビューもある（2部2章を参照のこと）のでそちらも見てほしい。一般には1年間の医師としての研修を済ませた後に厚生省に入省する。しかし、言うまでもなくこの仕事は医師というより医学知識を持った行政官である。厚生省には、医師以外に看護婦、薬剤師などの専門知識を持ったものが勤務していて技官と言われている。仕事については多岐にわたっていて、この場では書ききれるものではない。技官がなる局長ポストがいくつかあり、出世頭はこのポストを得る。

保健所
公衆衛生の実務機関である。保健所長は医師が務めている。ただ、医師であれば誰でもなれるものではなく、3年以上公衆衛生の実務に従事した経験、国立公衆衛生院の養成課程を受けたもの、などといった要件があり、実際は厚生省OBや社会医学系出身者が多い。もちろん、卒後すぐに保健所に勤務するはえぬきの場合もある。

産業医
主な仕事は企業に勤めているサラリーマンの健康についてのチェックである。旧来は、工場労働者の健康管理、例えば塵肺などが問題であったが、近年ではメンタルヘルス、いかに従業員を動機づけるかなどの精神面の管理にも領域が広がっている。労働省はこの分野に力を入れ、THP（Total Health Plan）と名付けている。健康診断・予防医学にも関連し、これからの分野といえる。

1000人以上の従業員を抱える企業あるいは有害物などを取り扱う業種で常に500人以上の従業員がその業務にかかわっている企業には常勤産業医を、常に50人以上の職員がいる企業では産業医（常勤、非常勤にかかわらず）を置くことが義務づけられている。

福祉・介護関係
医師で介護福祉専門員の資格を取っている者も少なからずおり、介護保険が導入された以上医師の役割も大きい。この分野でいちばんのんびりした仕事は老人保健施設の施設長であり、定年退職した医師がつくことが多い。一方医療法人で、介護分野に本格参入するケースも多く、ケアミックス[2]と呼ばれ、今後の医療法人の勝ち組になるのではないかといわれている。

海外
海外で医業に携わるには先進国か発展途上国かで異なる。発展途上国では日本の医師免許が使用できることが多く、米国などの先進国ではその国の医師免許を取得することが必要である。米国の場合、英語（TOEFL）に加え、USMLE（United States Medical Licening Examination：米国医師資格試験）の試験を受けて合格しなければならない。この2つの試験にパスすることが難しいことから、日本人で米国で臨床を行なっている医師はきわめて少ない。しかし、研修だけなら試験に合格する必要はない。私が関わりを持っている野口医学研究所は、臨床医学の日米交流のための財団であるので、関心がある方は連絡されたい。

■医療業界外就職先

コンサルタント

コンサルタント会社としては、TVによく出てくる大前研一氏が在籍したマッキンゼー、堀紘一氏が社長であったボストンコンサルティンググループ（BCG）が有名である。BCGには今まで2名の医師が在籍したことがある。

日本には営利病院がない[3]こと、チェーン化された病院が極めて少ないことから医療関係のコンサルタント案件は少ない。中心は製薬会社、医療機器会社に対してである。しかし、医療とはまったく関係ない仕事の担当になることもある。医療機関自体のコンサルタントはもう少し規模の小さい会社か、システム系、会計系の会社が行なっている。（2部4章を参照のこと）

弁護士

弁護士は医師と並び称される専門家である。しかし、ここに面白い事実がある。医師で弁護士になった人は多いが、逆はほとんどないということである。もっともこれは医師になるには、医学部を卒業しなければならないからであるかもしれない。さらに、医師で弁護士の資格を持っている人は、ほとんどが弁護士業務を中心にしているということである。医師資格を持った弁護士は医療関連の訴訟を主な仕事としている。

医療保険者

何を意味しているかがわかりにくいかもしれない。医療を医療機関、支払い者、患者の3者にわけて考えると、このうちの支払い者にあたるのが医療保険者で、具体的には健保組合、国民健康保険などである。

保険者には支払いが適切かどうかをチェックする機能があるはずで、ここに医療機関を監視するために医師を雇うという話である。米国では医療保険も私保険が主流であり、現在、保険者側に勤務する医師も多いが日本ではまだ見られないのではないだろうか。

製薬企業など
製薬企業に勤める医師は増加しており、今後も増加が予想されている。現在、製薬企業に勤務する医師は全国で100人弱だが、場合によっては米国並みの1000人を超えるのではないかという医師もいる。製薬企業で医師が必要なのは治験における医学的なモラルの徹底、薬剤の安全性のチェックなどである。中にはマネジメントのポストについている医師もいる。医療機器を扱う企業にも、医師が勤務していることがある。

生命保険会社
生命保険会社には医師のポストが2種類ある。ひとつは、皆さんも保険に加入するときに経験されたであろうが、尿検査、血圧、血液検査などを行なう社医（診査医）である。もうひとつは、本社で、社医があげたデータを解析して、保険に入るリスクを計算する仕事である。勤務は、どちらも専門職であり、比較的時間どおりに終われる仕事である。（2部3章を参照のこと）

マスコミ
新聞社など報道関係に医師が勤務していてもおかしくはない。米国などでは普通のことであるし、日本にも少数いる。やはり正しい報道を行なうには専門知識が重要である。米国の場合には、専門チャンネルが多くあることも要因になっていると思う。

日本ではケアネットTVという医療専門チャンネルがあるが、まだそれほど普及していないようである。

投資会社
このあたりになってくると、医師といっても医学知識をベースに仕事をしているという感覚で、ほとんどビジネスマンである。具体的に言えば、バイオ関連のベンチャーに投資する案件を評価する仕事である。米国では、この仕事は各分野の専門家の仕事であり、折からのバイオブームとあいまって、医師出身者の活躍の場が多い。

Bioventure
医師の遺伝子関連についての知識は豊富である。その知識と医療の知識を利用してバイオベンチャーの会社を起こす医師もいる。日本では極めて少ないが、米国ではかなりの数がいる。当然であるが、成功した場合IPQ[4]ができ、巨万の富を得ることができる。これが彼らのインセンティブになっている。

政治家
医師で政治家になるケースは多いが、成り方には2種類ある。政党からの後押しでなる場合と、そうでない場合である。現在の医師会は、自民党に対しての発言力が大きいので、比例代表上位で当選する場合もある。また、成功した開業医の場合、地元の名士でもあり、地方議員に推される場合も多い。
医師出身でなくても医系議員もおり、年金・医療制度・介護問題など活躍の場は多い。

経営者
医師の斡旋会社、医師国家試験予備校など医療周辺で会社を起こすケースもあるが、中心は病院経営である。病院も規模が大きいものは数十億から100億単位の収入[5]があり、上場企業なみの場合もある。
最近、医師（医業を担当するもの）と経営者の分離が叫ばれており、二世の医師の中で経営学修士（MBA）をとるものが増えてきた[6]。私もMBAを持っているが、確かにMBAや、病院経営学修士（MHA）、公衆衛生学修士（MPH）[7]といった資格・学問は、医師にとって非常に参考になる学問であると思う。

シンクタンク
シンクタンクとは三菱総研、野村総研、富士通総研などを指す。この中には、医療・介護分野に真摯に取り組んでいるシンクタンクもあるが、医師資格を持ったものはいないと思う。
日本医師会が創設した日本医師会総合研究所には医師が働いてる。もちろん、医業をしているのではなく、医療関係、特に医療政策・経済の研究を行ない、政策を提言している。

註・・・・・・・・・・・・・・・・・・・・・・・・・・・・・・・・・・・・・・
1 ここで、筆者は米国流を礼賛しているわけではなく、可能性の話をしている。
2 和製英語である。急性期の一般医療から長期療養までの患者をみる中小病院の経営戦略。詳しくは『医療・病院管理用語辞典』（株式会社ミクス、1997年）を参照されたい。
3 厳密には一部の企業立病院は営利であるが、本人たちはそう思ってい

ない。
4 Initial Public Offerig ：日本でいう店頭公開、上場にあたる。
5 診療報酬からの収入のことである。企業の場合は売り上げに相当する。
6 逆に、研究者にも必要な資格ともいえるのだが……。
7 日本の公衆衛生学と異なり、病院経営・マネジメントもかなり学ぶ。

2部　新たなキャリアを積む医師たち

contents

chapter 1
CASP ジャパン・コーディネーター
ワークショップを通じた EBM の普及

chapter 2
厚生省技官
行政官そして医師という視点をいかに両立するか

chapter 3
生命保険社医
生保業界が求める新しい医師像―一次予防への貢献―

chapter 4
医療コンサルタント
不合理な病院システムから見た日本の医療

chapter 5
事業会社経営戦略
ヘルスケアビジネスに成功のモデルを実現する

CASP ジャパン・コーディネーター
ワークショップを通じた EBM の普及

chapter 1

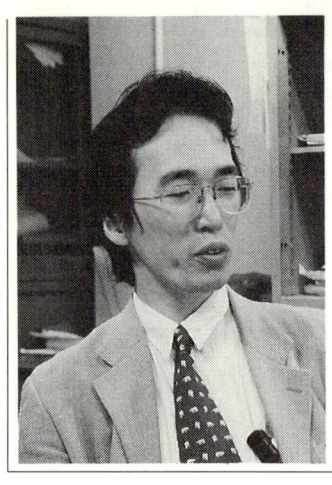

●対談者プロフィール
福岡敏雄（ふくおか・としお）
広島県生まれ
1986年大阪大学医学部卒業
1986-88年大阪大学医学部付属病院研修医（泌尿器科、集中治療部）
1988-89年大阪府立病院レジデント（麻酔科、集中治療部）
1989-92年倉敷中央病院医員（循環器内科）
1992-93年名古屋大学医学部付属病院医員（集中治療部）
1993-99年名古屋大学医学部付属病院助手（救急部）
1999年-名古屋大学医学部助手（救急医学）
現在は、名古屋大学医学部の救急医学の助手を務めながら、EBMやCASP関係のワークショップやセミナー、講演などを行なっている。最も気が落ち着くのは臨床で患者さんを見ているときであるが、思いもかけぬ業務の増加に本人も戸惑いがちである。教育に関しては、年数回の講義に加え、医学部5年生に対する臨床実習で「EBM入門」という半日コースを1997年から開始した。

● うかがったところ先生は、学生への講義の中でEBMに則した実習を積極的に取り入れられるなど、学生の教育にユニークな試みをされていると聞いています。本題に入る前に、EBMについて少し説明していただけませんか。

福岡　EBMは Evidence based Medicine の略です。日本語に訳すと「根拠に基づく医療」あるいは「科学的根拠に基づく医療」となります。この「根拠」の強弱・優劣の理解が重要です。ここで言う「根拠」とされるのは、臨床で実際に行なわれた研究や調査結果のことです。その中でも「強い」根拠、「優れている」根拠と判定されるのは、一時的な思いこみや見落とし、様々な結果を歪める要因を排除するように入念に計画され、実施さ

れたものです。

　この判断をするためには研究の方法やその結果を歪める要因、その影響の見積もりや対策などをわきまえている必要があります。このため、最初にこれを提唱したのは臨床疫学・生物統計を扱っていたグループでした。具体的には、カナダのマクマスター大学の臨床疫学のグループが提唱し始め、1990年代に入ってから少しずつ受け入れられるようになり、現在に至っています。最初に提唱したグループの中でリーダ的な役割を果たしていたのがディビッド・サケット先生で、その後英国オックスフォードのEBMセンターの所長も務めました。今は引退しカナダで学生教育や臨床試験に関する執筆活動を行なっていると聞いています。

　私自身のEBMという「言葉」との出会いは決して早くなく1996年の秋ぐらいでした。上司の武澤純教授のほうからEBMという考え方があるということを知らされ、非常に興味を持ったものですから1997年のマクマスター大学でのEBMワークショップに参加しようと思い立ちました。また、1997年3月にマクマスター大学のローマン・ジャスケという集中治療医と会う機会がありました。彼との出会い、そしてマクマスター大学でのワークショップ、これらを通してEBMという考え方、その枠組みみたいなものに触れ、自分にとてもしっくりくるというか、感じ入ったものがあったのです。

　実は、私がまだ学生の時、サケット先生の著作を読んでいました。それは *Clinical Epidemiology* という本で、1985年頃に大学の近くの書店で見つけ、その内容に強く惹かれました。「診断のための検査とは何か」「治療効果はどう判定するか」といった、知っておかねばならないのにあまり知らなかったことが詳しく書いてあったのです。さらに「どうやって自分自身の知識

をアップデートするか」といった実際的なことも書いてありました。それがEBMを始めたグループの手によるものであることに気づいたのは、ワークショップ参加直前の1997年の夏でした。

　EBMの一番なポイントというのは、結局、「この薬が効く。しかも、この薬がこれぐらい有効だ」という情報と、それに患者さんの望んでいること、大事に思っていることと、社会が許容すること、そういうものを上手に掛け合わせたうえで、自分自身の能力や経験などに裏打ちされた治療や判断を提供していくことだと理解しています。この3つの要素（実際の医学的根拠・患者や社会の価値観・医療者の能力および経験）を上手に組み合わせて提供する医療が、その状況での最善の医療であろうという"仮説"に基づいて医療を提供しようという発想です。

　私とって魅力的であったもう1つのポイントは、その手順が明示されているので、実際に行なった判断について「こうだからこうしたのです」と第三者に説明しやすくなるのです。特に救急医療や集中治療のようなチーム医療の現場ではありがたいと思えました。かなり切迫した状況で判断しなくてはならず、患者さんの予後も必ずしも良くないので、自分の判断をあとで振り返ると必ずしもパーフェクトとは思えないことが多いのです。そういう状況の中ではEBMが心の支えにもなります。私自身はEBMというものに出会ってよかったと本当に思っていますし、今もEBMというものに対してポジティブな印象を持っております。

　その枠組みみたいなものの理解ができたうえで、論文の読み方ですとか、吟味の仕方ですとか、あるいは論文の探し方、生かし方というのを身に着けるとものすごく面白いのです。ただ論文のあら探しが上手になるのでは意味はありません。ここが、

いま私が一番強調したい点です。ですから、ＥＢＭの教科書を前に、机にすわって勉強するというのはもっとも「ＥＢＭ」の実践からはほど遠い環境です。だからこそ、ワークショップという形式での学習が推奨されているのだと思っています。

■医学教育とＥＢＭ

●その後、ＥＢＭ入門という臨床実習を続けてこられたと聞いていますが、それほどＥＢＭの概念、ワークショップの影響は強かったのでしょうか。
福岡　非常に強かったですね。あのワークショップ以降、全く講義の形式を変えました。まず、スライドを用いないようにしました。そして、なるべく実際の症例を提示することから始めて、どのようにしてそこから課題を抽出するのか、また課題への対応法などを体験してもらえる内容にしました。そこで、具体的な課題について学生同士で話し合わせる作業を取り入れるようにしています。しかも学生の反応を見ながら資料を小出しにする。

　また、努めてインタラクティブな雰囲気を大事にするようにしました。つまり「みんなの意見が欲しい、私もよくわからない」という姿勢で、「私はこう思うけれど、みんなはどうだろう」というスタイルで、なるべく授業中に考え発言し自分に課せられた課題に気づくようにしています。このような授業のプランはワークショップの間にどんどん膨らんできました。

　ワークショップで、面白いレクチャーを見て、自分でプランを作って、見よう見まねで実際にやって、どんな講義が面白いかが分かってきました。題材こそＥＢＭでしたが、学んだことは本当に大きかったと思います。さらに、自分自身の講義のプランをジャスケ先生に見てもらってアドバイスを受けたりもしました。

実は、先日も医学部に入ってきた1年生対象の講義を受け持つ機会があり、「医者にとって一番大事な能力は何か」をテーマに2、3人のグループごとに10分間ディスカッションさせてみました。その時の学生の反応としては、多くが「友達とこうしたテーマで一生懸命話し合ったのはこれが初めて」「非常にためになった」というものでした。

　たぶん、このようにインタラクティブに行なうと、自分の疑問をみんなと共有できる。そのうえで、「あっ、あの人はこういうふうに考える。私はこう考えていたのに少し違うんだなあ」とか「あっ、あの人はこういうふうに考えている。私の考えと同じだ」といったふうに、自分自身の考え方を振り返る。同僚の考え方に共感したり、ときに反発するかもしれませんが、そのような経験自体が受験勉強のように「個」で勉強するのに慣れた人たちにとっては、かなり刺激的なものなのかもしれません。

　では、医者の世界はというと、「個」ではなく、「チーム」で課題に取り組むことばかりなわけです。研修医時代がそのいい例でしょう。自分一人の知識・勉強なんてたかがしれていて、同僚の研修医、先輩医師、看護婦や薬剤師、放射線技師などのコメディカルスタッフ、患者さん自身や家族まで、いろんな人から色々な情報・考え方・アドバイスをもらい、何とか切り抜けてきたと思えるのです。

　今、日本の大学でも少しずつこうしたインタラクティブな教育手法や、スモールグループでの学習を採り入れる大学が増えてくるのではないかと思っています。後者は日本では「チュートリアル (tutorial) 教育」ともいわれています。もともとチュートリアルとは個人教授、個別指導という意味が強いのですが、日本で用いられるときには、小グループ学習のことを指してい

るようです。残念ながら名古屋大学では、網羅的な基礎教育、臨床教育が主であり、チュートリアル教育を実施するには至っておりません。しかし、海外の有名大学、特にカナダのマクマスター大学や米国のハーバード大学、メイヨー大学やジョンスホプキンス大学などでも、そういう形式にどんどん変わってきていると聞いています。

● 医学部でもベッドサイド・ティーチングとかポリクリは症例で勉強します。当然、全部の症例を網羅することは無理なわけですが、結局、そうした考えが講義では生かされていなかったということでしょうか。

福岡　そうです。どうしても講義ということになりますと、「課題に接する前に網羅的な知識が必要」といったような"仮説"があったのだろうと思うのです。ところが、いざ教科書を開いてみても、実際の課題に直面したときにすぐにでも役立つような情報が集められているかと言えば、必ずしもそうでないこともあるのです。第一、講義をしているこの私も、実際の医療の現場では困ることがしばしばあります。講義をする人の網羅的な知識をもってしても対応できないのは明らかなのです。

　完璧にしてから実践ということになると、一生勉強になって医療を行なうことはできなくなります。結局一人ひとりの患者さんについて判断を下そうとするならば、教科書よりも深い知識が要るということは皆さんがしばしば経験するとおりです。つまるところ、患者さんに必要な情報を手に入れるという発想が最も大事なように思えます。教科書の知識というものはあくまで必要な情報を手に入れる近道を示してくれているだけなのです。

● お話をうかがっていて思ったのは、ビジネススクールでの教育にかなり似ているということです。私も、アメリカのビジネススクールや、慶應大学のビジネススクールでのケーススタディー中心の授業に参加し

たことがあるのですが、非常にそれに近い。やはりとてもインタラクティブです。だから、スライドで生徒が寝てしまうことなどありません。むしろ、先生は生徒にどんどん発言を求めるし、生徒のほうも先生にがんがん聞くというスタイルです。

　これは医学部だけでなく日本の教育全体の問題になるのかもしれませんが、もう少しお互いに切磋琢磨する意識が必要ですね。逆に言えば先生も学ぶことがあるはずです。

福岡　それが一番ポイントになると思うのです。アメリカのビジネススクールの根本にあるのは、いわゆる"アダルト・ラーニング・セオリー"です。大人が学ぶというのは、何も知らない子供が文字を習ったりするように「学ぶ」こととは違う。大人にはそれまでの経験があるわけだから、そうした経験が常に総動員され活かすことが勧められて当然なのです。仮に、ある１つのことを学んでいなかったとしても、それを理由に判断が全くできないようなことはない。とりあえず判断しようとする中で、課題に対して何が足りないか自覚し、その足りないものを自分で探し、それを身につけ判断する態度が重要なのです。

　持ち得るすべての知識を動員すれば、案外ハーバードの教授よりも学生の方が素晴らしい判断ができるかもしれません。またそのような判断が生まれることを教授の側も期待しています。ですから、教授の側も決して「全部わかっている」という態度を示すのではなく、「わからないこともある。でもそのことを自分でわきまえているし、手だても知っている」という態度を示しています。これで十分なのです。

　「学習者は自ら学習しようと思う」という重大な"仮説"を信じれば、きちんと解決に至る手技を提示するという条件で、「同じような課題であれば自ら学習し解決するのではないか」という仮説を立ててもいいのではないかというのがアダルト・

ラーニング・セオリーの一番のポイントになるところではないかと思っております。私は、EBMの手法は医学教育における知っておかなければならない「解決に至る手技」の1つだと思っています。

あまりこのような点を強調すると、従来の教育スタイルに慣れている方は戸惑われるかもしれません。そういうふうにやると網羅的な教育ができないのではないか。すべてのことを教え切れないのではないかという心配があると思うのです。それはある意味で学習者側に任せなくてはいけない部分だと考えられないでしょうか。あまりに網羅的な教育、すべてを教えなければという強迫観念に駆られてしまうと、やはりどうしてもスライドでざーっと項目を全部示さないと気が済まなくなります。

教える側の戸惑いのもう1つは、スモールグループ、あるいはインタラクティブに学習者を援助することを行ないますと、学習内容が教える側で決められません。講義中の流れで、思いもよらない疑問がでたり、教えようと思っていたことを学生がもう知っていたりするわけです。援助側が準備していった資料では学習者の要求に見合わず足りない場合があるのです。逆に、準備していった資料が扱いきれず手に余ってしまう場合もあるのです。

考えてみれば、それは当たり前なことなのです。でも、準備していたものが要求に見合わず足りなかった場合にはどうしたらいいのでしょう。実はそのようなときには、学習者に「それは私には分からない」、「ここまで進むとは予想していなかった」とか「一緒に勉強しましょう」といった態度を示すことこそが大切なのです。そのような態度が学習者をくじけさせることはありません。

逆に準備していったにもかかわらず、学習者が途中で終わっ

てしまう場合もあります。でも、ある程度の目標がすまされていれば、とりあえずはそれで十分とのメッセージを与えるべきだと思うのです。もう少し学んで、ここまで進めばもっとこんなことも考えられるとか、こんな手法もあるということを提示できればなおよいでしょう。「どうしてここまでなんだ。全く足りない！」というふうなプレッシャーをかけるとかえってくじけさせてしまう。

　学習者をくじけさせるというのは非常に問題で、教育の中では学習者をくじけさせる危険性というのを常に認識して対応すべきだと私は考えるのです。ごく少数ではありますが、もうくじけてしまっているのではないか、自ら学ぶということを放棄しているのではないかと思える学生に出会うと、非常に深い悩みを抱えてしまいます。そのような学生であってもグループワークの中では活き活きしたりする、くじけた学習者の問題を百パーセント解決できるとは思っていませんが、小グループ学習にはそんな効果もあります。

　まさに医学教育というのは、「患者さん」という課題から始まる医療行為を扱いますので、課題解決型でインタラクティブな教育手法が最も有効ではないかと考えています。小グループ学習を上手に援助するためには、学習者同士のグループワークの流れを絶えず外から見守る一方で、学習者がつまずいたときには援助の手を差し伸べ、学習者が独自に面白いテーマを見つけときには「素晴らしい」と認めてあげられるような、そういう姿勢を持っているか否かが一番のポイントになろうと思います。

● これまでの旧来の政策などは、少し語弊があるのだけれども、どちらかというと上からの押し付け的な要素が強かったために、現場をあずかっている医療職の人たち、さらには患者さんたちの反発を招くことも

多かったと思うのです。そういう意味では、先生のやられていることはものすごく有用な感じがしますね。

■CASPジャパンの設立

● 先生が今代表をされているような活動がございましたね。EBMの考えを一般に広めるためにワークショップを開催すると活動が主と聞いていますが。

福岡 イギリスのオックスフォードに本拠を置くCASP（Clitical Appraisal Skills Programme）という活動のことです。もともとがイギリスのNHS（National Health Service）の1つの組織で、EBMよりさらに広い概念である根拠に基づいた健康政策（Evidence−based Health Care：EBHC）[1]を一般に広める活動を行なっていました。

具体的には、医療情報の探し方から、その内容のチェック、更にそれに基づいた行動までの一連のEvidence-based Health Careのプロセスをあつかった題材が用意されています。対象も、専門医師だけではなくて、一般医、あるいは第一線でプライマリーケアをされている小さなクリニックの先生（日本で言えば開業医の先生にあたる）、あるいは保健婦さん、看護婦さん、助産婦さん、図書館などで医療情報を支えている司書さん、さらには医療を受ける患者さん側や一般市民をもすべてその対象とし、EBHCという考え方を身に着けてもらう。そして、実際にEBHCに従ったかたちで、「この手法を導入しよう、あるいは導入は見合わせよう」「この医療を受けよう、あるいは受けまい」、あるいは「この治療法を選択しよう、選択すまい」と判断できるようにする。

そういう基本的な手法を身につける機会を広く提供しようと働いていたのがCASPです。教育機関といったイメージとは

ほど遠く、かなり緩やかなネットワークです。ワークショップの開催にあたっても、コーディネーターが英国各地での要望に応えて、教材とチュータを派遣してその現場近くでその状況にあったワークショップを行なうことが強調されています。

　このような活動を世界的に広げることを目的に、CASPインターナショナルが設立され、その第1回会議が1999年7月にロンドンで開かれました。ヨーロッパ各国、カナダ、日本、オーストラリア、アラブ地区などから20数名が参加しました。この会議では、実際のCASPワークショップを体験したり、トレーナーのためのトレーニングコース、ワークショップを行なうためのトレーニングコースなども開かれました。CASPワークショップは、スペインでは既に数回行なわれており、今後も各国でその地域でのトレーニングコースを行なう予定になっています。

　現在日本でも、実際にCASPワークショップを体験した方、今まで日本でEBMに関するワークショップなどを行なってこられた方も含め、CASPの考え方を日本でもどんどん広げていくための組織としてCASPジャパンを設立し、ワークショップを要望に応じて開催しているところです。

　では、CASPジャパン［http://CASPjp.umin.ac.jp］、あるいはCASPインターナショナルの実際の活動は何かといいますと、講義をするわけでもないですし、ある研究を立ち上げるのでもありません。行なっているのは、EBHCについて知りたいというグループがあれば、講師やファシリテーター（あるいは"チューター"という言葉でもいいと思うのですが）を派遣するというものです。

　ここでいうファシリテーターとは、学習を支援する人とでも言いましょうか、学ぼうと思う人に対して、「では、こういう

> **CASP ワークショップの題材の例**
> ・急性の咳に抗生物質は有効か
> ・術前の剃毛は術後感染症を予防するか
> ・ラロキシフェンは乳ガンを予防に有効か
> ・ガルシニアダイエットは効果があるか
> ・女性ホルモン補充療法は虚血性心疾患の予防に有効か
> ・アスピリンは脳出血の危険性を増すか
> ・帝王切開後の抗生剤は有効か

かたちで学んだらどうでしょうか」と学習する機会としてワークショップを提供し、「私たちにはこういう教材がありますよ」と学習のための教材を提供することを通して、ＥＢＨＣに対する学習をどんどん支援していく、そういう中で輪を広げていくことを最大の目標としています。

　ＣＡＳＰジャパンはまだまだ未熟な段階でたくさんのファシリテーターがいるわけでもないのですが、今までに５回ほどワークショップを開いています。ワークショップの対象は、図書館員の方や薬剤師の方、あるいは患者団体であり、これまで良い感触が得られています。「医療に参加」という言葉は、市民自らの医療への参加を促しているわけです。ですから、彼らにとってもＥＢＨＣ、根拠に基づいて医療政策を決定する手法を学ぶのはものすごく重要なことだと思うのです。

　そう思うと、逆に教える側が医者などの医療職だけというのはゆがんだかたちです。あらゆる立場の人たちにファシリテーターとして参加してもらいたいと思っておりますし、現に今も医療職でない人たちにもファシリテーターとして参加してもらっています。そうすることで、ＥＢＭの基本である３要素、実

際の医学的根拠・患者や社会の価値観・医療者の能力および経験がより実感できる環境になるのではないか、そのことで医療者側は患者の側の価値観をふまえやすくなり、患者側も医療者側の様々な経験や諸事情を知っていただけるのではないでしょうか。

● EBM、CASPについてはどんな人材が求められているのでしょうか。医療職以外ではなくて、医療職についてどんな考え方を持った人というようなイメージでお話しいただけますか。

福岡　CASPをやるうえで一番最適な人材は、やはり「学習者を援助する」ことに対してポジティブに、前向きに考えて行動できる人だろうと思います。「学習者を援助する」というのは私自身が気に入っている言葉ですが、残念なことに、一方的に自分の知っていることを相手に語りかけることが教育だと勘違いされている方がいらっしゃいます。

　CASPあるいはEBMのワークショップを例にあげますと、ほとんどがスモールグループ、5人ですとか、多くて8人ぐらいの人数で行なわれます。その際の一番のポイントは、グループワークの流れを大事にしながら、1つの目標や1つの到達点というものを何となくみんなが達成した感じを持ってもらうということです。

　このようなグループワークを援助するチュータに求められることは、グループワークの目的と手順を明示し、グループワークが少しつまずいたら目的を見失わないようにアドバイスをし、みんなが悩むポイントでは一緒に悩んでも良いから、グループワークをチームメートと一緒に楽しむという姿勢が最も重要ではないかと思っています。EBMというと、統計学や疫学的な知識を一方的に教育する必要があるといった考えの方には考え直して欲しいと思っています。そのような教育手法のために、

疫学や統計学をかなり一生懸命勉強しなければならないという間違った印象が生じては大変です。

　実際にマクマスター大学や、オックスフォードのEBMセンターでのEBMワークショップでは統計学はほとんど扱いません。研究結果を読みとるための指標は知っておく必要がありますが、知らねばならないポイントはほんの少しで、統計学的な手法の提示の仕方も、まず概念、次に具体例、最後に公式、という手順が勧められています。いきなり複雑な公式を提示しては、くじけてしまいます。CASPでもこの点に関して十分考慮され、チェックポイントにも「統計学的手法は適当か」といった項目は含まれていませんし、ワークショップの中でも必要でない限りあまり扱いません。

■究極のゼネラリストをめざして

● 話をぐっとさかのぼって、先生ご自身が医学部を志された動機や、救急医学を志望された経緯などお聞かせいただきたいのですが。

福岡　私が生まれ育った周囲には医者がおりませんでした。いわゆる無医地区です。定期的に病院などに通院している大人をほとんど知りませんでした。その一方で、急変したときの惨めな状況についても子供心に知っていました。このような周りの影響もあり、医者・医療というものに対する強い思い入れは悪いものも含めて早くからあったのだろうと思います。ですので、決して医者になろうと早くから思っていたわけではありません。医者になろうと具体的に思ったのは高校2年のときだったように思います。その思い入れのせいか、当時から「専門家よりも、一般の患者を診るような医者になりたい」と思っていました。

　阪大を選んだ理由としては、何を勘違いしたのかいまだによく分からないのですけれども、何となく大阪大学というのが患

者さんを診る医者を教育しているのではないかと思い込んでしまったのです。いま考えても、それがひとつの転機でしたね(笑)。

学生時代のことで覚えているのは、医学部に入ったからには、何となく英語が読めなければこれからの医者は駄目なのではないかと感じていたものですから、教科書もなるべく英語で書かれたテキストで勉強するようにしていたということです。

また、先輩ドクターの何人かから英語の論文を読むよう勧められたのが刺激になりました。当時 MedLine はありませんから、Index Medicus や Excerpta Medica といった二次情報誌による論文検索がすべてでしたが、先輩ドクターの手ほどきを受けながらページをめくりはじめたのです。すると、自分が読みたいテーマの論文がひとりで見つけられるようになりました。それから、図書室で医学雑誌に目を通すのが面白く思えるようになりましたし、月に1、2度は図書館に行き新着雑誌をチェックすることが日課になってしまいました。

● それはすごく面白いですよね。国家試験に受かる教育を中心にしてしまっている予備校的な学校だと、先生の受けられたような指導、学習者を援助するというのですか、そうしたものは望めないと思います。

福岡　今でも覚えていることが1つあります。1983年か84年の New England Journal of Medicine に乳ガンに対する手術は大胸筋合併切除がいいか、あるいは乳房切断術だけで十分かという"ランダマイズ・コントロール・トライアル"の結果が載ったのです。その論文を読んだとき、「ああ、そんなに生存率は変わらないんだ」というのが印象に残っていた。ところが、大学の講義では大胸筋合併切除が定型だと教えられる経験をしました。その中ではその論文については全く触れられませんでした。直接教官の先生にも確かめると、「乳房切除だけで転移したらどうするのだ」とかえってしかられてしまい、大胸筋合併切除

しかないと言うのです。

　でも、学生の私はあまり納得できませんでした。*New England Journal of Medicine* に乳房切除術と大胸筋合併切除を比較した論文が出ていて「差が認められない」と報告されているのに、どうして「転移が心配だ」といった理由で大胸筋合併切除を推奨するのか非常に分かりにくかった。大胸筋を切除すれば、手術痕が大きくなるという問題だけでなく、上肢の動きが悪くなり、静脈やリンパの流れが悪くなりむくみやすいとも聞いていました。

　学生でありながらも、「手術の結果が同じだったら、自分の母親だとか、恋人なら大胸筋合併切除ではなく乳房切断を勧めるのが普通ではないか」などと思ったことを今でも覚えています。ただ、その当時にはEBMのような考えはありませんから、大学の教官の意見や教科書の記載と、雑誌に掲載されている論文の結果と、様々な不都合を含めて何を望むかということをどうつなぎ合わせればよいのか、全くわかっていませんでしたね。

　卒後研修を前にどのような研修を受けるか、とても迷いました。ゼネラリストというか、ある程度のことはできる医者になりたいという気持ちがすでに固まっていたこともあり、最初に外科を希望したのです。最終的には内科医をめざすつもりで、まずは外科をやろう、と。でも、どこの外科も入局を原則とするといわれてしまって、受け入れてくれません。

　たまたま、阪大泌尿器科の当時の園田孝夫教授が「泌尿器科だったら手術もあるし、腎細胞がんの化学療法もやっている。移植医療もある。内科から外科まで全部見られる。別に入局しなくて構わないし、1年間うちで研修するのは全然問題ない」と言ってくださったんです。で、最初の1年間私は泌尿器科で研修を行なうことができました。

当時の阪大では、一応建前は半年ごとのローテートが認められていたのですが、当時は1年ごとがほとんどでした。実際、そのようにローテーションするのも年間数名程度にしかすぎず、私はその数名のうちの1人だったというわけです。

1年、2年とゼネラリストとしての研修を積むうちに、ゼネラリストの究極とも言える重症患者管理の専門医をいつしかめざすようになったという感じです。

■医療情報の国際化

● テーマは変わりますが、日本の医療の将来性についていかがお考えですか。

福岡　やはり「情報化」が大きなポイントになろうかと思うのです。現在、アメリカでPubMedという検索エンジンがメッドライン上に載っていて、自由にインターネットを介して医療情報にアクセスできる状況があります。まだ英語のみとは言っても、英語の読める日本の消費者にとっては有用な医療情報源です。過去の重要な臨床試験、臨床研究の結果すべてにアクセスできるという壮大なチャンスが与えられていることになるわけです。

もう少し翻訳エンジンが高度化し、あるいは日本人の消費者にも英語の読める人が増えてくると、最も妥当な医療情報を最初に手にしているのが消費者という状況も起こり得るのではないかという気がするのです。ですから、情報化というものに対して、かなり真剣に向き合わなくてはいけないのではないかと思っています。

海外の情報が日本に入ってくるときに、言葉の壁というものがこれまではありました。英語を読む、読まないという問題もありましょうし、英語の雑誌がまたなかなか手元に届かないと

いう事情がありました。しかし、一部の雑誌、たとえば*British Medical Journal*, *Circulation*, *Stroke* といった雑誌に関してはオンラインで、どんどん論文の全内容が無料で読めるようになってきています。地方のどんな小さな病院でも、ある程度の情報にアクセスできるという状況になりつつあると思うのです。

それでもやはり、日本語の情報は欲しいです。それは2つの理由があって、第一に読むのが手間だというのが当然あります。もし質の高い情報が読みやすい形で日本語に訳したもので準備されるとありがたいとは思いませんか。おそらく情報化が進めば、信頼度の高い二次情報誌、またはすでに批判的吟味も済んだクオリティーの高い情報などは、これから自然と日本語に翻訳され利用しやすい形で提供されていくシステムができるのではないかと思っています。

そういうシステムができれば、第一線の開業医の先生、実際に保健指導をされている方々のもとへ、医療や看護、介護、福祉の現場で利用可能な質の高い情報がどんどん提供されていくのではないでしょうか。そうなると、全体的な基盤、利用している情報の質が上がってきますので、これはものすごいことになり得るのです。現実に、寝たきりが防げ、褥瘡(じゅくそう)になる人を減らせれば、患者さんの満足度ですとか、生命予後ですとか、クオリティー・オブ・ライフそのものがどんどん改善し得るのです。

■埋もれた情報を探す

福岡 日本語の情報が欲しいもう1つの理由は、日本の情報が欲しいといった意味でもあるのです。

つい最近、*Stroke* に載った論文でも、まさしくそう実感したばかりです。論文は、日本人の心房細動の患者さんのうち、一

過性脳虚血発作もしくは脳梗塞になった患者さんを対象に、ワーファリンを予防的に飲ませる抗凝固療法を行ない、脳梗塞の再発防止が生命予後へ与える影響を報告しています。

ワーファリンをタイトにコントロールするグループと、割とルーズにコントロールするグループとに分けて観察したところ、タイトにコントロールしたグループで合併症による出血が6例で発生してしまい、治験の途中で中止したというのです。実は、海外の論文によれば、タイトにしたほうが有効との結果が出ているのです。

おそらく、日本人と海外の患者さんとでは抗凝固療法の安全域が違うということなのでありましょう。脳卒中の発作後の脳出血の割合というのは、海外の論文ですと大体5％ぐらい。一方、日本はおよそ10％から15％ぐらいと高いのです。しかも、脳血管疾患自体の率が日本のほうが高いのではないかと思うのです。患者が日本人のケースで脳梗塞を避けるために脳出血のリスクを増す治療を選択すべきなのか、判断が難しいところです。

こうしたとき、まさに日本の情報が欲しいという気になると思うのです。私たちが現実に診るのは日本人です。もちろん、ほとんどの場合、日本人とアメリカ人の違いは、人間とラットの違いに比べれば比較にならないほど小さく、かなり一致すると思っています。ただそうはいっても、細かく比べれば、急性心筋梗塞の頻度などは数分の1だし、その予防にしても、アメリカと同じ方法をそのまま日本で試せば同じ効果が得られるとはだれも思いません。それほどベースになる頻度が全然違うものもあります。

疫学をやっている方に、是非とももっと情報にこだわってほしいとお願いするのは自然な欲求ではないでしょうか。日本の

情報は総じてものすごく探しにくいのです。
● ないですものね、MedLine みたいなものは。
福岡　そうです。しかも、市の単位でものすごくいい情報を持っていたりするのです。たとえば、寝たきりになった人を1年間フォローアップしたら、何人亡くなって、何人が寝たきりから回復できたという地域調査に基づくデータを持っていたりする。ところが、その類の報告書は、あくまで報告書止まりでどこの文献にも挙がらないのです。当然、日本の医学情報誌である医学中央雑誌を見ていてもなかなか引っ掛かってきません。

　「情報化」の動きは外からやってくるものだけではないのです。日本の中を掘り返すような作業も、これから重要になってくるのではないでしょうか。私自身も、報告書を書くときに、いろんな専門家の方に相談した結果、「ああ、だったらあそこにいい情報があるよ」と教えられて、とんでもなくいい情報に出くわした経験が実際に何度かありました。埋もれている情報を探すという作業をシステム化できたらどんなにかいいのにと思っています。
● 最近公衆衛生学院を中心にして、日本でも MedLine のようなものを作る動きがあると聞いたことがあります。
福岡　なるべくデータベースを日本語の文献にも広げていこうという動きは確かにあるのです。ただ、その中でも、地方の自治体の行なった地域研究などは落ちてしまいがちなのが残念でなりません。そういった調査が注目されれば、もっと判断に役立つ情報として活用できるのではないかと期待しています。
● 確かに、私ももともと薬理とか内科とかをやっていたからわかるのですけれども、公衆衛生の分野というのは日本語で論文が出されていることが実に多い。報告書にしてもそうだから、意外と先人の知恵を拝借するということができません。

福岡　たとえば各都道府県の国立大学の医学部の図書館と、各自治体の統計部などが協同してやれる態勢ができないものかと思ったりします。

● 10年後どんなポジションで、どんな仕事にかかわっていたいと思われますか。

福岡　以前から、ある病院のICUを1つ作り上げるという作業が、自分にとって一番やりがいのある仕事ではないかと思っています。ただ、今はそれプラス、EBMとかEBHC、あるいはCASPなどでの活動の機会が増えているのでやりがいがあるといいますか、下手をすると一生を懸けなくてはいけない仕事になってしまいそうで……心配な半面、楽しみでもあり、複雑な思いでいます。

● 先生みたいな方が、臨床以外の分野で活躍することが期待されていると思うのです。ただ、今はまだそういうポストはありませんし、臨床をやりながら、ほかのことまでやるのは実際なかなか難しいのではないですか。

福岡　現在の私は、臨床の業務は業務で果たし、学生教育は学生教育でこなして、その間の時間を割いてCASPのワークショップや講演会に出かける時間を作っています。海外には同じように臨床系の医者で、研究者としても高く評価されている人たちがいらっしゃいます。

　たとえば、マクマスター大学ではたくさんの臨床家が研究に携わっています。集中治療の領域ではデボラ・クックがそのいい例です。彼女などてっきり臨床からはずれ、専らリサーチ中心の仕事をしていると私は思っていたのです。ところが、1年のうち3ヵ月くらいは完全に臨床を離れて、その間研究なり、調査なり、教育に専念しているものの、「臨床を外れてしまったわけではない」というのです。どうやら、オンタリオ州が大

学側に金銭的な補償を行なって、大学はそのお金でデボラ・クックの臨床の仕事の代わりをつとめる人をその期間雇っているということがわかりました。また、彼女らのグループが行なった文献のまとめの手伝いをして気づいたのですが、論文を吟味したりそのまとめを書いたりする作業を任せられる人がチームを作って対応しているのです。そのようなチームのサポートを受けて研究を継続させているのです。

　私も研究費というかたちでお金をいただくこともあるのですが、そうしたお金の使い方は思いつきませんでした。完全に臨床の業務から解放される期間を設けるために使うという発想は、臨床は臨床で一生懸命やりながら、もう一方で臨床研究を行なっている立場の者にとっては、ものすごい福音かもしれません。また、継続的にデータをまとめる専門家を養成するような投資ができれば、どれほど楽になるかとも思います。

　このように臨床を行なっている人が研究を行ないやすい環境が整備されれば、日本の臨床研究を飛躍的に伸ばす、しかも、もっと臨床の現場に根差した、臨床の役に立つ研究結果が次々に出てくる可能性がありそうです。とても面白いアイデアだと思います。

註・・・・・・・・・・・・・・・・・・・・・・・・・・・・・・・・・・・・
1 根拠にもとづいて医療・保健政策を決定するという考え方。EBMの考え方を医療・保健政策全体に応用しようというアイデア。

厚生省技官
行政官そして医師という視点をいかに両立するか

chapter 2

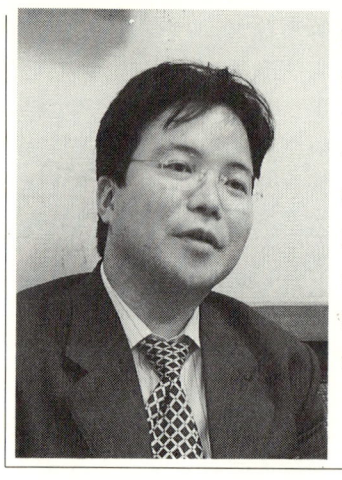

●対談者プロフィール
野上耕二郎（のがみ・こうじろう）
1968年鹿児島生まれ。
1993年名古屋大学医学部卒業。卒後1年間の研修医生活を経て、学生時代から考えていた厚生省に入省。経済企画庁出向後、現在、厚生省健康政策局研究開発振興課医療技術情報推進室室長補佐。
最初は圧倒された大都会・東京の空気にもようやく慣れてきた7年目です。

● まず、厚生省での現在のポジションを教えてください。

野上 今の部署は健康政策局の研究開発振興課、医療技術情報推進室です。ここの大きな仕事は、医療技術評価、それに連なるEBM、エビデンス・ベースド・メディスンの普及です。そしてもう1つ大きな柱として、医療の情報化を進めています。医療の情報化もまた大きく分かれますが、電子カルテなど医療機関内の情報化の推進、遠隔医療の推進を行なっています。また国際的な対応として、情報分野での標準化が進んできておりますのでISO（国際標準化機構）[1]などへの対応もしております。情報化のもう1つの大きな柱として、院内で使われる病気や医薬品の用語の統一やコード化[2]をしております。

● 最初に医学部を志した動機はどのようなものだったのでしょうか。また、当時の将来設計というか、何かありましたでしょうか。

野上　進学校だったものですから、医学部に進学した友人は多かったです。また、高校時代に「白い巨塔」というドラマを再放送していまして、面白くて、本を読んだり映画も見たりしました。医学の分野は非常に面白いのではないかと思いました。理系の中で特に興味を持ったのが医学部だったというのが、進学の理由としては大きいのではないでしょうか。

● 当時は、どんなふうに先々を予想されていたのですか。

野上　最終的には血液内科に興味がありました。血液内科の分野は本当に若い人が亡くなられていきますよね。やりきれなくて、だからそういう人たちを助けたいと、あのころは純粋に思いました。

　学生時代に化学療法が発展しましたし、骨髄移植も出始めてきて、今までは見届けるだけだった血液内科がだいぶ変わりつつあった時代だったものですから、非常に興味を持っておりました。

● どんな感じの学生だったのですか。

野上　ごく普通だったと思いますが、あまり授業にも出ていなかったです。医学生は大体クラブに入っているのですけれど、ラグビー部だったものですから。そんなには強くなかったのですが、たぶん医学部内のクラブではいちばん大変だったので、時間とお金をそっちのほうに使っていました。

● ポジションはどこですか。

野上　スクラムハーフです。

● チームをコントロールするかなめですよね。

野上　そうですね。ポジションとしては面白かったですね。その当時は練習がつらかったのですけれども、今思うと、そういう

人たちと一緒に過ごしていた時間があったというのは良かったと思います。濃密に接触する仲間がいたというのでしょうか。卒業しても、東京に出てきている仲間ともよく会います。

● 皆さん、どんな道に進まれているのですか。

野上　やはり臨床医が多いです。研究者はあまりいないと聞いています。行政官の道に進んだのは私だけです。名古屋大学から厚生省に入ったのは6年ぶりでした。下には3年後輩がいるのですが、名古屋大学出身者は少ないです。他の旧帝大に比べて多いほうではないです。

● 行政に進んだ理由は何ですか。

野上　先ほども申しましたように私の学生時代はちょうど骨髄移植が盛んになりつつあって、中日新聞が骨髄バンクのキャンペーンを地元で張っていた時期がありました。名古屋では東海骨髄バンクが動き始め、運動の全国的な展開が図られていました。そういう記事を読んでいて、もし血液内科医になったとしたら多くの患者さんのお役に立てるかもしれないけれど、行政官になって骨髄バンクの設立を支援できたらもっと多く患者さんの役に立てるのかなと思ったわけです。

　「そうか、こういう分野があるんだな。行政的に医療を支援する道があるのだ。じゃあそういう道に行ってみよう」と思って、大学5年の頃からそういう道にはどうやって入れるのかというアンテナを張るようになりました。

● 5年生の時ですか？

野上　5年生の時、大学の大講義室の後ろに厚生省の案内のポスターとパンフレットが貼ってあったのです。厚生省でも医者を必要としているのだとその時に認識しました。それまでは、役所は事務系の人が入るところだと思っていました。

　でも、どうやって入っていいかがわからない。窓口は書いて

あるけれど、電話をする勇気はなかったです。採用案内を見ていたら、入省は卒後5年ぐらいまではOKと書いてあったものですから、それならば内科医か何かになって、臨床医としても少しは一人前になってから行こうと思って、安城の更生病院に入ることにしたのです。

臨床研修が始まって、自分自身は血液内科にいちばん興味を持っておりましたけれども、研修中にもっと好きな科ができればそこに行こうとも思っておりました。産婦人科や外科にも興味がありました。外科はけっこう好きでしたね。

ところが、当時読んだ雑誌で、アメリカの有名な研究者の回顧録に、人生の分岐点で自分は大体、人に進められた道、人に誘われた道を選んできたと書いてあったのです。「高名な人でも自分で道を選ぶというのではなくて、人に進められて選ぶものなのかな」と思いました。

自分でもいろいろと卒業後の進路に迷う時期でした。厚生省に行きたいけれど、血液内科でもいいし外科でもいい。また、誘われるということは自分の適性を年長の人たちが見てくれているのだろうと思っておりましたから、人に勧められて道を決めるのもいいかなと思っていたのです。誘われたのは病理と整形外科でした。

卒業時に病理に来いと誘ってくれた先生に、「血液内科に行こうと思っています」と言ったら、「内科に行くぐらいなら病理にこい」といわれました。そこで「先生、本当は僕は厚生省に行って行政をしてみたいという希望もあるのです」と言いましたら、「行政ならいいだろう、許してやる」と（笑）。実は、その先生の高校時代の友人が厚生省に入省していて、行政官は面白いと先生自身が思っていたみたいです。

こういうふうに病理の先生もおっしゃるなら厚生省もいいか

なと思いました。その先生が、それなら早めに厚生省にコンタクトを取ったほうがいいから、そういうことに詳しい予防医学の教授にご挨拶に行きなさいと勧めてくれました。予防医学の教授には1回も会ったことはなかったのです、授業を出ていなかったものですから。

その教授には、名大卒で厚生省の幹部がいるから挨拶に行ってこいと言われまして、卒業して研修医になってから電話をして会いに行きました。そうしたら「厚生省に来たいのなら早めにこい」と言われました。もう1人、6つ上の先輩にも会わせてもらいました。お二人から「厚生省というのは面白い仕事だからきてみなさい」と言われて、こうやって誘われるなら頑張ってみようと思って入省する気になりました。

4年間くらい臨床医を経験してからと思っていたのですが、病院は1年で辞めることになりました。病院には申し訳なかったと思っています。

● 入局はしていなかったのですか。

野上 していません。名古屋大学は、卒後1年間は入局しないでいいのです。だから、その1年間で進路を決めなくてはいけないとは思っていたのですけれども、そういう時にちょうどそういう出会いがあったものですから。

■経済企画庁に出向して商品による健康被害を担当

● 入省されてからはいかがでしたか。厚生省では、ほぼ2年ごとに異動がありますよね。

野上 まず、保健医療局の疾病対策課というところに配属になりました。最初の1年は、がんなどの成人病対策等を担当しました。当時は「生活習慣病」ではなくて「成人病」と言っておりました。厚生省は「がん克服新10ヵ年戦略」を進めており、

国立がんセンターの先生方などと一緒に研究・研修・がん関連の情報発信などについて推進方策を検討したりしました。その次の１年は、難病対策を担当しました。ＡＬＳとかパーキンソン病など難病の患者さんの身の回りのお世話をするヘルパーさんを訪問させる事業など福祉的支援の立ち上げ、新規に「特発性間質性肺炎」等を難病に指定することなどを行ないました。

疾病対策課で２年３ヵ月経ちまして、今度は経済企画庁に出向になりました。国民生活局の消費者行政第２課というところで消費者問題を担当しました。なぜこういうところに医者が必要なのか不思議に思ったのですが、消費者問題は、豊田商事事件みたいな経済問題がメインではあるのですが、商品による健康被害というものもあったのです。健康問題に対応するため、消費者行政にも携わらせていただきました。

具体的には、悪質な訪問販売をどうやって防ぐかということが多かったです。また当時、こんにゃくゼリーによる老人や幼児の窒息死が報告され、そういう商品の改善をどうするかということを、経済企画庁の特殊法人である国民生活センターの担当の方々と一緒にやらせていただきました。結果として、こんにゃくゼリーがのどにつまらないよう、大きさや弾力に改良が加えられ、注意書きが付けられました。

そこで１年10ヵ月経ちまして、また厚生省に戻り、現在の健康政策局の研究開発振興課の医療技術情報推進室の配属になりました。今の仕事である、ＥＢＭ、医療の情報化、標準化というテーマは非常に重要であり、将来の医療をより良くしていく基盤になると思います。

● 順序が少し前後しますけれど、厚生省組織について少しご紹介ください。

野上　厚生省は９局１官房あります。霞が関でも大きい組織で

す。9局1官房には官制順というのでしょうか、いつも並ぶ順番があります。大臣官房、健康政策局、保健医療局、生活衛生局、医薬安全局、社会・援護局、老人保健福祉局、児童家庭局、保険局、年金局です。

　私が所属する健康政策局は、医療提供体制の体系的な整備を図り、医療政策の企画・立案をはかるところです。医師法、医療法などを所管しております。保健医療局は個別の疾病対策を担当しており、エイズなどの感染症対策、がん対策などをやっております。生活衛生局は環境衛生、ごみ、食品のほか、水道環境の整備も含まれます。医薬安全局は薬の安全性の問題を担当しています。医薬品産業の振興については健康政策局です。

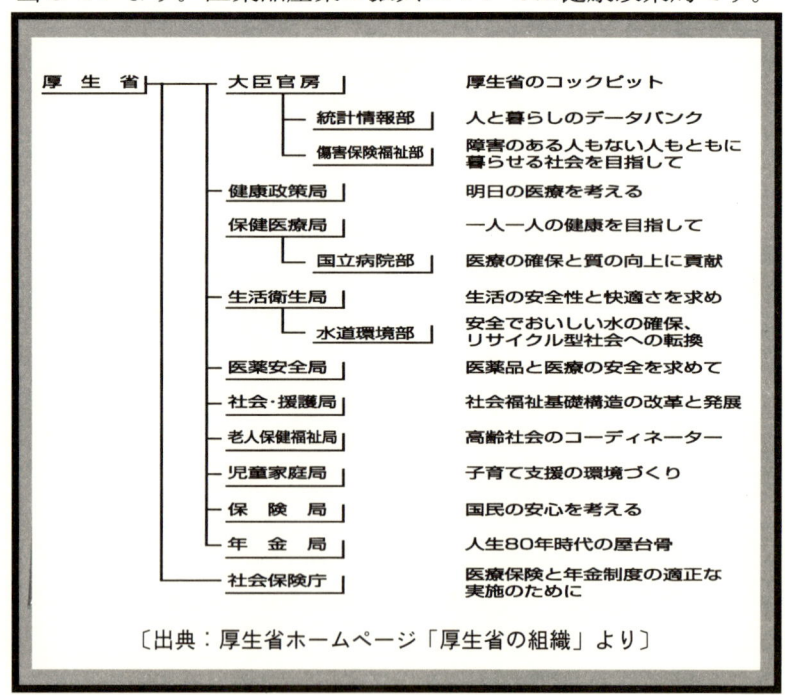

厚生省		
	大臣官房	厚生省のコックピット
	統計情報部	人と暮らしのデータバンク
	傷害保険福祉部	障害のある人もない人もともに暮らせる社会を目指して
	健康政策局	明日の医療を考える
	保健医療局	一人一人の健康を目指して
	国立病院部	医療の確保と質の向上に貢献
	生活衛生局	生活の安全性と快適さを求め
	水道環境部	安全でおいしい水の確保、リサイクル型社会への転換
	医薬安全局	医薬品と医療の安全を求めて
	社会・援護局	社会福祉基礎構造の改革と発展
	老人保健福祉局	高齢社会のコーディネーター
	児童家庭局	子育て支援の環境づくり
	保険局	国民の安心を考える
	年金局	人生80年時代の屋台骨
	社会保険庁	医療保険と年金制度の適正な実施のために

〔出典：厚生省ホームページ「厚生省の組織」より〕

社会・援護局は社会福祉を、老人保健福祉局は老人保健、老人福祉、高齢者の生きがいづくりなどを扱っております。
● 介護保健も老人保健福祉局ですね。
野上　そうです。そして児童家庭局は母子保健、児童虐待対策を行なっています。保険局は医療保険を、年金局は公的年金を担当しています。大臣官房は省内の総合調整、省全体の窓口を担っています。
● お医者さんが主として働くのはどの局ですか？
野上　健康政策局、保健医療局、生活衛生局、医薬安全局の4局です。
● 医薬安全局には、同じ技官として薬剤師も配置されていますね。
野上　そうです。薬剤師がメインになりますが、院内の感染症対策等、血液の問題を取り扱う課もあるので、医者も配置されています。
● 生活衛生局は環境問題が中心と思いますが、この局にもドクターがいるのですか。
野上　生活衛生局は食品の衛生を担当しており、食中毒などへの対応が含まれているからです。O-157の対応は生活衛生局が中心でした。
● 一般的な医療にかかわる局というと、健康政策局と保健医療局でしょうか。
野上　そうですね。イメージがわきやすいのは健康政策局、そして保健医療局だと思います。

◾労働省、文部省、環境庁などで医系技官が活躍

● 厚生省で、医師という資格を持つ有利さはあるのでしょうか。
野上　医師免許を持つ、つまり医療や公衆衛生分野に詳しいということが保健医療行政を行なううえで重要です。

医系技官は、厚生省もしくはその他公衆衛生分野を担う省庁に配置されています。環境庁には環境衛生、労働省には労働衛生、文部省にも学校保健という分野があり、医系技官が出向しております。商品の健康被害を担当するために、私のように経済企画庁に行った医系技官もいます。防衛庁に出向して自衛隊にいる人もいます。事務系の大学を出た人たちより、医療現場や公衆衛生に詳しいことで、最終的に担当分野で国民の健康を守るいい施策が作れることが大事です。それが医師免許に期待されているのではないかと思います。

　ですから、もし医学部を卒業して行政官を目指すとしたら、医療現場に詳しいという専門性が求められるという意味で、臨床のにおいをかいでおくことも非常に大事だと、個人的に思っています。

　私と同じ時期に入省した医系技官には、6年の臨床経験を経た人が2人、3年が1人、私が1年でした。残り4人が卒業後すぐの入省でした。現在では大多数の医系技官は卒後すぐ入省するようになっており、厚生省のカリキュラムとして、卒後すぐ入省した医系技官を対象に希望する者には1年半の臨床研修が行なわれるようになってきました。これは3年ぐらい前から始まった制度です。

　もちろん卒後すぐ役所に入って、一番下で働き始めることも大事だと思います。行政官として覚えることはたくさんあるからです。医学部では習わないような、行政手続きであったり、立法の流れであったり……。そういうものは若いうちからたたき込まれたほうが、行政官としてはふさわしいと思います。

　ですから、行政官と医師という2つの視点をいかに両立するかが、私たち技官に課せられた大事な課題であり、その点では求められる専門性があるだけに、事務系の行政官より専門的知

識の収集に頑張らなくてはいけないのかなと思っています。
● 6年臨床経験を積んでの入省と卒後すぐでは、与えられるポジションも違うのですか。
野上　最終的には大体一緒になります。
● 同期入省は同期生という扱いですか。
野上　同期は卒業年次で決まります。卒後6年目であれば、たとえ行政経験がゼロでも、6年目として扱われます。
● 入省に際しては、試験と面接でしたよね。
野上　そうです。医系技官として資質があるかどうかを、試験及び幹部との面接で判断されます。試験は、私の時は小論文形式でした。事務官の場合は、人事院の行政試験国家公務員1種にパスしなければなりませんが、医師の場合は医師国家試験をパスしているので、小論文形式などの試験と面接を経れば、1種の事務官と同等の扱いになります。

■行政官として求められる資質は人の話を聞けること

● 行政官として求められる資質はあるのでしょうか。例えば、調整能力などが求められるようが気がするのですが。
野上　行政官というのは、国民の皆さんの要望をいかに調整して、限りある財源の中で行なうべき施策の順位を付けていくかという仕事です。結局は国民の皆さんのための仕事ですから、皆さんの声を聞く耳が必要だと思います。誠意をもって相手の意見を聞けることがとても大事です。
　医者はチームリーダーとして看護婦さんや薬剤師さんなどをまとめ上げる資質が大事で、どちらかというとリーダーシップを発揮していくというほうが多いと思うのです。ですから人の話を聞く力を育てる教育は、医学部では案外なおざりにされているところではないかと思うのです。

行政官の場合は、施策が机上の空論になってしまわないように、できるだけ多くの人たちの意見を聞きます。それは有名な先生方でもありますし、技術者の方々もいます。今の仕事の場合には情報分野ですので、情報関係の会社の人たちのご意見を聞くこともありますし、もちろん医療機関の先生方、そして何よりも国民の皆さんのニーズを聞かなければ、行政の施策としてみんなが納得できるものはつくれないと思っています。
● 医学教育では、人の話を聞く力を育てる教育だけでなく、行政的な話も少ないですね。
野上　私が医学部にいた時には聞いたことはなかったです。授業を全部出たかと言われると少し問題があるのですけれども。
　医学部の教育においては、患者さんを治すための臨床医を育てることが主なわけですから、行政にかかわる部分が少ないのは仕方がないと思います。その分、環境や予防医学、公衆衛生の分野を学ぶ機会が少ないのです。
● 日本には公衆衛生はあるけれど公衆衛生学がないと言われていますね。
野上　ただ、日本において公衆衛生は成功した分野だと思うのです。これだけ感染症が少なくて生活環境がクリーンなところは、まずほかの諸外国を見てもないと思います。水道水が飲めますし。だから、それはその分野にまで携わってきた人たちの力が大きかったのです。医学部では、公衆衛生に対する認識があまり高くないにしても、そこに携わった人たちが頑張ってきたという気がします。
● 実際面では大きな役割を果たしてきたけれど、学問的というかサイエンティフィックの領域としては幅が狭いということでしょうか。
野上　私は留学の経験はありませんが、アメリカでは、公衆衛生、パブリックヘルスというのは大きな学問の一分野です。日

本においては医学部内の一講座でしかありませんが、アメリカでは医学部と同等の規模を持っています。
● 京大でパブリックヘルスの学部を作ろうという動きがありますよね。こういう動きについてはどう思われますか？
野上 いいことだと思います。公衆衛生というのは非常に重要だと思いますし、行政官としても、公衆衛生の分野の勉強や研鑽(けんさん)を積んで、それを行政に役立てたいと思っています。公衆衛生学として科学的裏付けをしてくれる教育研究機関は必要だと思います。
● 医学部卒業後、日本で公衆衛生学部の大学院を修了して、厚生省入省というルートも大いにあり得るということでしょうか。
野上 あり得ると思います。また、入省後の行政官がそういう公衆衛生の大学院で短期で勉強させていただくという可能性もあると思います。そういうところで勉学された人たちに専門的なスタッフとしてアドバイザー的に参加してもらうことも考えられます。

■行政官と臨床医、忙しさはあまり変わらない

● 行政官の生活は、どんな1日ですか。
野上 朝は9時半出勤で、夜は普通終電覚悟です。遅いときには午前2時、3時です。医者が患者次第で勤務時間が変わるのと同様に、私たちも国会への対応など他の影響を受けるからです。国会開催中に質問が当たると、その質問に対する答弁を作成するために非常に遅くなったりすることもあります。また、予算案の提出など期限がある仕事が多いものですから、締め切り前は遅くなることが多いです。

　ただ、土日はある程度確保されていますし、長期休暇をとろうと思えば、1週間くらい夏休みを取ることも可能です。臨床

医をやっていた時とどちらが忙しいのかと言われると、トントンではないかと思っています。
● 待遇としては公務員ですか。
野上 そうです。立場は行政職です。公務員でも国立病院の先生方は医療職です。私たちは医師ではなくて行政官として入っていますので、行政職です。
● 医療職手当は付かないということになりますね。
野上 付きません。給料の面ではもしかしたら同級生より低いのかもしれません。しかしあまりこういうことは考えていません。充分暮らしていけます。宿舎もありますし。
● 留学の希望はお持ちですか。
野上 あるのですけれど、あまり英語ができないものですから。できるのならやってみたいと思います。諸先輩方からも留学はしてみるべきと言われています。医療制度というのは各国それぞれ違うので、留学してそれを肌で感じてみるというのは大事ではないかと。なかなか書物では分かりませんから。
　また、もし留学できたら、もう少し公衆衛生や医療経済など、自分の専門分野を磨きたいと思います。残念ながら学生時代には、これらの領域が重要という認識がありませんでした。大学5年の時に厚生省に行こうかと思いつきはしましたが、医者も入省できるということがわかっただけで、充分な備えをしたわけではありませんでした。まず、国家試験突破のため医療の勉強ばかりしていましたので、あまり公衆衛生分野に力を注いでいませんでした。そういう意味では、もう一回よく勉強をしたいです。もちろんポストが変わると新しい領域の担当になりますから、その仕事についての勉強はしているのですが。
● 今後、いろいろな分野でお医者さんの資格を持った人が活躍する場が出てくると思うのです。行政の分野で、厚生省以外の省庁で勤務して

いる医者もいるのですね。
野上 そうです。労働省、文部省、環境庁、経済企画庁など、またJICA（国際協力事業団）にもポストがあります。
● 技官が出向しているポストを持つ機関には、WHO（世界保健機関）もありますね。
野上 WHOにも出向しています。
● 行政的に見ても、いちばんパイが大きいのは厚生省ですか。
野上 もちろん厚生省です。厚生省で採用となり、他省庁や地方に配置されていきます。そういう意味では医系技官が省庁の垣根を越えて、いちばん自由に霞が関の中で動き回っているのではないでしょうか。自由に人事交流しています。
● 行政官という道を選択して、これまでの仕事や生活面での満足度、そして10年後の自分のイメージについて教えてください。
野上 まだ入省して10年も経っていないので、これからです。まだ満足する段階ではないです。ただ、室長補佐というポストに就きまして、だいぶ役割としての権限が大きくなってきましたので、そういう意味では張りが出てきました。その分責任も大きいのですけれど。そういう意味で、仕事が面白くなり始めた時期だと思います。自分の考えが予算案に反映されやすい立場になってきて、いろいろなことを考え、意見できるようになってきたという感じでしょうか。

　10年後については、これまで担当してきた、難病対策、医療の情報化、EBMなどの仕事をもう一回、担当してみたいです。過去に自分がやったことはどうなったのか。足りなかった点があれば改善して、さらに次の10年につなげたいと思います。
● 医師として臨床に戻るという選択肢はありますか。
野上 4、5年前までは臨床に戻ろうかと考えていました。行政の仕事は医学部で学んできたことの多くとは異分野ですし、

同級生と話していても話が合わないのです。ちょっと寂しく感じることがありました。みんながどんどん立派なお医者さんになっていくのに、取り残された感じがありました。

しかし、今はだんだん自分の仕事の重要性が分かってきましたし、責任も重くなってきたと感じています。また、役所の内部や臨床の先生方との人的ネットワークも拡がってきました。今は臨床に戻ることは考えていません。せっかくできた信頼関係を壊すようなことはしたくないのです。人とのつながりが重要だと思っていますから。

● 最後に、日本の医療の将来について一言お願いします。

野上 私は日本の医療はすごくいいと思っています。諸外国に比較してもレベルも低くはない。いつでも、どこでも、だれでもほぼ最高水準の医療が受けられるというのは素晴らしいことです。

「いつでも」という意味では、救急医療についてはもう少し施策が必要と考えますが、国民皆保険のもと、医療に関して経済的な面でみんなが安心できているのです。そういう意味で、国民皆保険制度は維持していかなくてはいけないのではないかと思っています。しかし日本の財政も苦しいですから、その中でどれだけいい医療を提供していくのかを、多くの関係者が考えていかなくてはならないと思います。医療そのものに関しても事故対策、ＩＴ革命、救急医療、小児医療のあり方など、現在議論になっている分野がどんどん変革していくのではないかと思っております。

このような多くの分野の変革が医療の質の向上につながるように行政官として常に努力していきたいと思っています。

註・・・・・・・・・・・・・・・・・・・・・・・・・・・・・・・・
1 国際的に規格の標準化を行なう機構のこと。医療機関に関連するのは提供する医療の質に関連する部分である。
2 カルテの電子化、医療の標準化などを行なうためには同じものが同じものと認識されなければならない。例えば現在だと医師が受けてきた教育によって医学的には同じ病気に対して異なった名称をつけている場合があるのでそれを統一し、場合によってはコード化すること。

生命保険社医
生保業界が求める新しい医師像――一次予防への貢献――
chapter 3

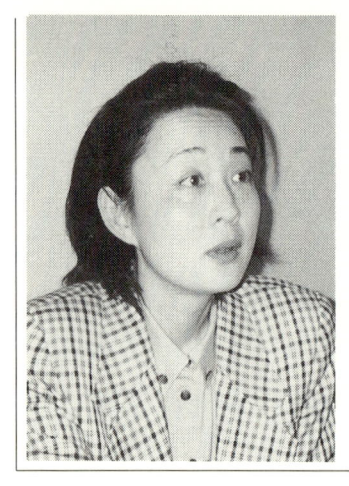

●対談者プロフィール
久米麻美子（くめ・まみこ）
1961年に北海道で生まれ、札幌で育つ。医師歯科医師が多い家庭環境で、中学生の頃までには自然に医師を志していた。1986年に北海道大学医学部を卒業。初診から最後まで主治医として患者を担当できる診療科と考えて産婦人科を選択し、そのまま大学の産婦人科学講座に入局する。研修期間中は、麻酔科や道内の5、6ヵ所の病院を転勤し、1991年に大学病院へ戻る。臨床の傍ら解剖学教室で骨に対するエストロゲンの影響を形態学的な観点から研究する。1993年産婦人科学講座の助手となる。1994年に日本生命に入社。現在日本生命新宿診査センターに所属、池袋支社支社医長。

● 大学病院の婦人科医から日本生命へ転職されたのはいつですか。

久米　1994年（平成6年）です。入社して最初の5年間、日本生命の札幌診査センターで、診査と査定をやっていました。99年の春に東京の診査センターに転勤してきて、現在の業務内容は、診査が9割、1割が査定です。

　「診査」は保険加入者の健康状態の診察、「査定」はその情報に基づいて契約をお引き受けするかどうかの判断を下す仕事です。どちらも現在の生命保険会社では医師の仕事です。査定は、いただいた診査書、その他の書類を全部見たうえで総合的に判断する作業になるので、健康状態以外の情報でも、査定の判断に役立つと思ったら利用します。例えば加入希望者の年収

とか過去の保険加入状況とかですね。それによって、保険料の割り増しをしたり、あるいはお断りをする決定もします。
● 日本生命に入られた動機というのはどんなところにあったのですか。
久米　直前に大学病院で3年間、産婦人科で助手をやっていたのです。それで少し疲れてしまって……。
　本当は大学病院を出て、臨床医として働きたかったのですけど、医局との関係上穏便に大学を出るのなら、まったくほかの業種に出たほうがいいと思いました。保険会社、厚生省、保健所、製薬会社などの友達に電話をしてみようと思って、最初に電話したのが生命保険の先輩だったのです。
　その頃はまだ日本の生命保険業界は国際的にも"ザ・セイホ"とかいわれて経営に余裕のある頃でもあり、すぐに内定をいただくことができました。今だとそんなに簡単には返事はくれないようですが。
● その先輩が生保に転職された動機はどんなものだったのでしょうか。
久米　私とまったく同じような状況で出て行かれたのだそうです。
● 「バーンアウト（燃え尽き症候群）」といいますか、疲れてしまったというのは、患者さんとの関係においてですか。
久米　臨床だけなら、バーンアウトしなかったと思います。臨床にはとてもやりがいを感じていました。臨床の腕の善し悪しは患者さんが決めてくれるところがあって、「自分はいい医者だ」と豪語している先生も、外来数を見れば一目瞭然のところがありますよね。あの先生はいい先生だという評判は患者であり、スタッフであり、周りが決めてくれるんです。手術がうまいか下手かは看護婦にだって分かります。
　同僚の先生方から「久米さんの外来、患者さんの数が多いよね。どうして？　僕、ちょっと隣で外来の様子を聞かせてもら

おうかな」と言われたりすると、社会的な役職名はどうでもいい、私は医者として認められているのだという充実感を感じました。たとえ地位が上がらなくても主任部長にならなくても、「私は患者さんに人気があるのよ、医者としての私はプライドを持てるわよ」という部分があるので気にならないのです。患者さんから「先生、ありがとう」という言葉や、たとえ不幸な結果で退院なさってもご家族から「よくしていただいて」という感謝をいただくことも少なくなかったです。

　臨床にはやりがいを感じていましたが、一方で大学病院では研究業績が求められるし、医局を運営していくうえで様々な負担も出てきます。たとえば、製薬会社から開発治験を何件も引っ張ってきた医局ほど、研究費を潤沢に使えました。研究費を潤沢に使えるということは論文を出せるということで、論文の積み重ねが研究業績ですから、医局の学会での地位が高くなります。大学にいる以上、医局に貢献し、医局の発展に寄与するためにも治験を引っ張ってくることが必要でした。

　しかし、患者さんに対して医師として複雑な感情がありました。あの当時もすでにインフォームド・コンセントと言っていましたが、治験のメリット・デメリットをはっきりお話しすると、拒否する人が多かったです。当たり前のことですが。それを患者さんとの信頼関係で治験の薬を選んでいただくということを何十件もやっているうちに、私は何のために医者になったのだろうと思うようになりました。また、最後の3年間、大学で助手をやっていたとき、その日のうちに家に帰れたことはありませんでした。12時に帰ったら罪悪感を持っていました。

　研究して、大学病院にふさわしいレベルの臨床をやってという毎日で、1週間ぐらい家に帰っていない先生はごろごろいました。午前3時とか4時に帰宅して、次の日は午前9時からの

外来。しかし午前8時には病院へ行って病棟回診もしておかなければならない。結局、自分の研究ができるのは午後11時ぐらいから。12時に帰るということは研究をしないで帰るということです。

　研究の進行状況が気になるようになると、臨床をやっていても何をやっていても気もそぞろでした。あの実験を今日中にやらなくては駄目とか、開発治験のリポートの締め切りを過ぎていて教授から怒られていたな、とか。だんだん、気持ちのうえで患者さんを診られなくなってしまいました。

● 開発治験も現在は広告でボランティアを募るということがあるけれど、昔は収入源という要素が強かったから、それに巻き込まれてしまったということですね。

久米　研究は、臨床にとって悪くはないと思うのです。臨床の見方が変わってきます。論理的に事実を積み上げていくという訓練はとてもいいと思います。

　私がいた頃の医学部は事実を積み上げていく教育がすごく少なくて、事実を教える教育だけでした。事実を積み上げていく訓練というのは独自でやらなくてはならない。しかも、上の先生に質問しても、こういうものなのだと言われれば終わってしまうところがあって、そういう意味では、臨床をやりながらで大変でしたが、基礎の教室で研究できたのは良かったと思っています。

■生保への転職は医師のキャリアパスとして魅力的か

● たしかご家族やその周りに医者が多い環境だったようにうかがっています。いわばそうした医者家系とも言える中で保険会社に転職という道を選択したことについて、ご家族の反応はどうでしたか。

久米　まったく問題なかったです。家族は私がいつ倒れるか分

からないと心配していたので、お赤飯を炊いて喜んでくれました。

● 収入や待遇はどうですか？

久米 大学の助手から見たら今のほうがずっといいです。ちょっとした総合病院や地方病院の勤務医と比べると少ないくらいかと思います。だいたい1500万円前後です。ただし、時間外勤務がほとんどないですから、時間給にするときっと今のほうがいいですね。また、医務職員としての特別手当もあります。

それから社宅に入れるというメリットはあります。これは総合職と呼ばれる一般の職員もみんな同じですから、この点では特にドクターだからという特別待遇はないです。入社時のランクについては技術職として卒業後の年数を社歴に換算してくれるので、たとえば卒後10年くらいで入社するとヒラではなく課長補佐相当からのスタートとなります。

生保での医師の立場には会社ごとにばらつきがあることが、転職してからわかりました。某生命保険会社には、社長のブレーンという重要なポジションにおられるドクターもいます。

● 日生だって、医師のトップは取締役でしょう。

久米 はい、ついこの間久しぶりに医務職員が取締役になりました。日本の生保で医師の取締役を出している会社はいま本当に少ないです。

営業が主体の会社でみんなが販売にアクセルをかけている中で、医務職員は健康状態によっては契約にブレーキをかける職務ですから、立場としては孤立しがちです。また総合職の方々は転勤で部署を変えることで、会社内のいろいろな方面の知識や人的ネットワークを積み上げていくのですけれど、専門職である私たち医務職員は入社からずっと医務職員で勤務地は変わっても勤務内容はほとんど変わりません。いつまでたってもお

客様というか、よその人という雰囲気があります。
● 生保の医務職が、医師のキャリアとして魅力的かどうかという点ではどのように思われますか。外から見ていると、生保に勤めるお医者さんは、ルーチンワークが多いのではないかとのイメージもあるのですが。
久米　新入の医師に説明するのですけど、医学部を出てお医者さんとして臨床を何年もやっている方は、高校野球で言えば4番バッターでピッチャーだったわけではないですか。裁量権も多いし、決定権もあるし、自分の決定した結果はすべて自分の責任で処理していかなくてはいけない。しかし、生保では営業をはじめそれぞれ重要な役割を果たす職員がいて、その中の一人という位置づけです。少なくとも4番でピッチャーではないです。
● 生保を辞めた医師で、また臨床に戻る方もおられますね。
久米　はい。ただし、辞めて臨床に戻って、また生命保険業界に戻ってきている先生もいます。
● 医師が生命保険業界に入るインセンティブはどのようなところにあるのでしょうか？。
久米　最初の動機としては少し疲れたからよそをのぞいてみようかとふっと入ってきて、うまく適合できれば残るし、ちょっと違うなと思うと戻る。でも、私たちの医師の職種に対しての生保業界の要求レベルが非常に高くなってくるという気配もあるのです。そうなった場合には、やりがいは相当出てくると思います。

　例えば、これまでの常識だと、とても生命保険など入れないと思われていた方でも、最先端の医療が延命効果をもたらすことが多くなってきました。この治療を受けている人は10年では亡くならない、亡くなるなら20年たってからだ。そういう場合には10年間の保障を付けた商品が売れるわけです。10年以内に

満期が来る保険だと売ってもいいだろうと。
　そうするとその保険会社にとってはマーケットが増えるということです。今これだけ保険が飽和している時代ですから、マーケットを1つ増やすと、ものすごいインパクトになります。こういう企画を商品化するかどうかをだれが決定するのかというと、ドクターが決めるのです。
●　確かに糖尿病などももう少し振るい分けることで、生保の商品が変わってくるような気がします。糖尿病だと生命保険には入れないのですか。
久米　入れないことはないです。保険料をそれなりに払って入っていただいています。糖尿病はランク分けがものすごく細かくできています。糖尿病のランク分けは、昔から連綿と続いているノウハウに基づいて行なわれます。かつて生命保険会社でドクターの地位はすごく高かったのです。今から20年くらい前はドクターの頭脳というのが生命保険の中で重要で、当然のようにドクターの重役もいました。
　ところがその後、運用利回りだけで黒字になるので、全体でたくさんの収益があるのだから、そのお客様が「入れる」「入れない」という診査を行なうドクターの役割が社内でそれほど重要視されなかった不幸な時代があったのです。
●　糖尿病の治療など現代医療は格段と進歩しています。診査は先端医療にどう反映されているのでしょう。
久米　診査、査定に最新の医療情報をいかに活用できるかは大きなポイントです。商品開発の場面では、私たちは、その方々を納得させるだけの最新の文献を集めなくてはなりません。書籍で出ているものなどもう古いのです。糖尿病で生命保険には入れませんとすると、生保にとっても保険料の収入が減るということです。ですから、加入を前提にしてランクごとの割増保

険料をいくらにするのかなどの判断が必要です。

　お客様は、保険料は安ければ安いほど入りたいわけです。同じ保険金をもらえる商品があったとしたら、安いほうに入ります。自社の死差益（払い込まれた保険料と、保障として支払う保険金の差額）を計算して、支払わなければならない保険金を下回るような保険料の設定だったら会社が立ち行きません。利益は守れるけれど、ぎりぎり競争に勝てる保険料を設定したり、健康状態に応じたランク付けや割り増し保険料を設定したりということがこれから大事になります。

　だから今、商品開発にかなり医師の意見がとり入れられるようになってきています。アンダーラインティング力（保険の引受・支払能力のこと）の強化の中で、死差益をどれだけ守るかということで、私たちの職務・職制の見直しがこの1年ぐらいで行なわれています。ドクターの目から見てという意見を、この1年くらいで求められるようになりました。診査以外の制度の見直しとか、意見書をまとめるとか、情報収集などで医師の役割が期待されています。その流れで、医務職員からの取締役就任になったと理解しています。

　なぜそう変わったのかというと、外資などが新しい商品をどんどん出しているからです。金融のビッグバンで世界的な規模で世界のアクサとかプルデンシャルと戦わなくてはならないとなったときに、どれだけ戦えるのかという危機感が日本の生保に拡がっているのだと思います。資産総額だと日生というのは世界一ですが、危機感を持っていないとつぶれると思います。今は資産総額だけでは勝負できないです。かえって中小の生保のほうが小回りは利きますから。

■医師に求められ始めた新しい役割

● 日本の生保でお医者さんがキーパーソンになり始めているということですね。

久米 そうです。生保自体が変わり始めました。今はどの生保でも、意志決定ひとつにしても社員の隅々まで行き渡る時間が早いです。いちばんすごいと思ったのが、最近生まれ変わった某生命保険会社です。以前は収益も悪い、いちばん危ないぞと言われていましたが、1年でまったく別の会社になりました。勤めていたドクターもかなり退職されたようです。残った先生方も、専門職としていかに会社に貢献できるか、レポート提出を求められたということも聞きました。

つい最近までの生命保険のお医者さんのイメージというのは、お客さんが来たらちょっと診査して、職員さんと一緒にお客さんのところへ行って、1件診査してというイメージでした。私が入社するときも周りからは「楽な商売だよね、別に判断しなくてもいいし、責任も負わなくていいし」と言われたのですが、もうそういう先生は姿を消しました。

少なくとも職員という名が付いている医師（社医）の職務はこの1年ぐらいで変わって、リスクマネジメントの意識も持っていただきたいとか、社内にそういう意識を伝えるようなお仕事をしてくださいと期待されています。逆に、やりがいも出てきているとも言えるのでしょうか。

● 私も製薬企業にいる時に思いましたけれども、やはりお医者さんは専門職ですから、そういう人が中心にならないといけない部分というのもありますね。そういう時代になりつつあるという感じなのですね。

久米 今の雰囲気はそうですね。これまで私たちの仕事というのはやはりサポート側、黒子でしたが、今表舞台に出てきたと

いうことかと思います。
● 商品開発というのはどのように行なわれるのですか。専門的な知識を持ったチームがあるのですか。
久米　新商品開発は、数理のアクチュアリーの知識と医学的なドクターの知識が合体しないとできないと思います。アクチュアリーとは「保険計理人」のこと。ものすごく単純に言うと、こういう人数でこういう対象の人にこのぐらいの保険金を払えるような保険を設定するにはいくらぐらいずつの保険料を集めたらいいのか、今の時代でこのくらいの運用収益があるとしたら、保険料はどの程度に設定し直せるか、そういう計算をする専門家です。保険会社というのは必ずアクチュアリーとドクターがいなくてはならないと決められているのです。
● ドクターとアクチュアリーの関係はどうですか？。
久米　2つともが生保にとっては宝と思うのです。時代環境によっては、それぞれに対する見方はいろいろあったと思いますが、低金利と価格競争の時代に入り、これまで以上に保険会社にとっての死差益の重要性が認識され、ドクターに死差益を守ってほしい、という時代にまた入ってきているのです。そういう意味で、医師は、価格競争、販売戦略や販売活路の開拓の際にとても大事だと思います。診査だけやってのほほんとしているようなお医者さんでは役に立たないわけです。
　最近、日本生命に入ってくるドクターってすごい人が多いです。「何でこの人は臨床を辞めたのだろう」というような先生ばかりです。私は33歳で保険会社に入ったのですが、みなさんそのぐらいの年齢です。首都圏で今20人ちょっとドクターがいますけど、50歳以上の先生はすごく少ないです。1人、2人ぐらいです。全体では90人いるドクターのうち支社業務を担当している方が約70人くらいです。支社幹部として営業職員をとり

まとめている営業部長に「しっかりやりなさい」と言わなくてはならない責任があります。

● 医師への期待は高まっているとのことでしたが、これまではキャリアパスの行方がはっきりしない部分もありましたね。

久米　これまでは、ここで長くキャリアを積むというドクターは少なかったかもしれませんが、時代がかなりの勢いで変わってきて、私たちの仕事も変わってきていますから。今後は医師の仕事として魅力を増すのではないでしょうか。

● 能力のある人がキャリアとして形成できそうなのは、1つは外資に行くという道があるけれども非常にニーズが少ない。もう1つ、お医者さんに対する企業としての教育はあまり考えてないのでしょうか。

久米　診査だけのお医者さんだったら、簡単な基本教育で十分と思いますが、職務は高度化してきています。だから会社としても、どうすれば専門スキルが向上できるか考えています。また医師個人も何かほかの資格を取るとか、意欲的なドクターが、最近の新入社員で増えてきています。

● それに対して企業としてのサポートはないのですか。

久米　普通の社員と同様に資金補助や、ドクター独自のサポート、補助があります。

● 普通の社員の方々と同等の待遇なのですね。

久米　基本的な待遇は普通の職員と同等です。待遇は同等ですが、職務としての責任は大きいです。課長補佐相当のランクでも肩書きだけは支社長の次の支社医長ですから、「あなたは幹部です」と責任を求められたりもします。

● 生保業界に今後求められる人材としては、どういう医師が必要でしょうか。

久米　私見になってしまうのですが、組織の中で能力を発揮していける方ですね。自分が決定すれば周りが動いてくれるとい

う意識だと何も進まないのです。自分の思っていることをどれだけ周りに浸透させて、意見として上に上げていけるか、下に広げていけるかという能力を持っている人でないとつまらないと思います。目に見えた成果がなくても、粘り強くやっていける。それが現場で診査している人間に求められている資質です。

　これはどこでも、医局などでも当然必要ですけれども、規模が違います。6万人くらいの会社で私たち医師は90名くらいで、しかも病院のようにトップとして仕事をしているわけでもなく、販売の流れに時には逆らいながらですから、これはもう相当な根気と浸透力が必要となると思います。

　もう1つはこれから時代が変わっていくので、最先端の医療に敏感で知識を貪欲に吸収して、それを的確に判断していけるという資質を持っている方ですね。この2つが一緒にあればいちばんいいのでしょうけれど、両方持つのは大変ですね。

■生保が取り組めば一次予防活動が変わる

● 日本の医療の将来性として、最近いろんな情報が患者さんに入るようなっていますが、医療者が伝えたい情報が伝わっていないと、感じることはありませんか。

久米　ものすごく多いです。例えば、日本の医療というのは「再検査しましょうね」とお話ししたあと、その人が本当に再検査を受けに行ったかどうかまでは追跡しないで言いっぱなしです。フォローできないので患者さんがこなくなったらそれっきりのところが多いです。

● 日本の場合、社会保障としての健康保険があります。民間の企業保険があります。"死差益"にもつながるのでしょうが、「疾病管理」という手法で再入院率を減らすとか予防的な考えをとり入れようという動きがあります。こういう部分に民間の生命保険会社で取り組む動きはな

いですか。

久米　保険会社のお医者さんは予防医学に貢献しようと思ったらできるのです。診査に伺って「僕は10年来病院に行ったことがない、すごく健康だ」と言う人で、糖がぼろぼろ出たりします。採血したら、血糖値300でヘモグロビンＡ１ｃが12.8とかで「俺は元気だ」と言う社長さんがいっぱいいます。

　中小企業の社長さんの場合、規模が小さければ小さいほど社長さんが倒れたら終わりではないですか。従業員30人か40人しかいない会社では社長が倒れたら大変なことになります。でも俺は元気だと言い張っておられる。恐くてしょうがないです。

　臨床をしていた頃は何となく、病院にくる人が「病人」、病院にこない人は「健康な人」と思っていたのですが、今の仕事を始めてグレーゾーンの人のほうが恐いと思うようになりました。病院にきている人のほうが健康です。入院する人は本当に不健康ですが、毎月きちんと通院している人はそこそこ健康な人です。医師はそういう健康な人だけを相手にしていていいのかなと思うようになりました。

　これから医療が担うべきなのは「病院に行かない、俺は元気だ」そう言っている人をどれぐらい病院に引き込むかだろう、と。そのきっかけに保険会社のお医者さんが働きかける方法があると思うのです。ただし、保険会社の医者が「あなたは血圧が高いから、病院に行ってください」と言うと怒るお客さんは多いのです。「保険屋が何だ、偉そうに」と。

　例えば、某企業の社長さんなのですが、心房細動がありました。尿検査をしたらたんぱくが２プラスでした。保険会社の統計ではすごくリスクが高くて引き受け不可なのです。５年以内に何かおこる確率が非常に高い。

　それで「うちではお引き受けできません」と営業職員が断り

に行ったのです。そうしましたら社長が怒りました。「何を言ってるのだ。俺は年に2回健康診断を受けているんだぞ。その先生が何ともないと言っているのにお前たちが引き受けないとはどういうことだ」と。そこで、お客様のところに私が説明に伺ったのです。社長から「ほら見てみろ」と渡された人間ドックのデータでは毎年、たんぱくが2プラスから3プラス出ているのです。「たんぱく尿に関しては主治医とご相談ください」と書いてありました。

「社長、ずっとたんぱく尿が続いているのですけど、主治医とご相談されたことございますか」と聞きましたら、毎月1回病院に行って薬をもらっているだけなのです。診察を受けていない。人間ドックの総合判断では、「主治医とご相談ください。それ以外は健康です」と書いてある。主治医は何もたんぱく尿のことは言わない。社長さんは、だから俺は健康だと思っているのです。半年後、社長さんは入院なさったそうです。

保険会社に勤めているとはいえども、ドクターであるということを皆さんが認知してくだされば思います。ある面、無料で健康診断を受けているわけですから、「ちょっと、危ないかもしれないから病院に一度ご相談になったらいかがでしょう」というアドバイスを真摯に受け止めてくだされば、もっと病人が減ると思います。

そういう趣旨でいえば、日本生命は「ニッセイ保険口座」開設のお客様に対して「健康・介護チャンネル」として24時間365日の健康・介護サービスや情報提供を行なっています。検診センターを大都市に作っている生保もあります。保険に加入されている方は普通だったら2万円かかる健康診断を半額の1万円でしますよ、だから皆さん受けに来てください、と。これらは保険の収益を守ることにもなるし、患者さんの健康も守ること

になるという、一石二鳥なのです。
● 患者側としてはそれで異常が出たら保険料が上がるのではないかという心配があるのではないですか。
久米　契約書を最初に交わして、そういう条項がなければ保険料は変わりません。それに、そういう条項は作らないと思います。というのは途中で健康状態が変わるということを見越して保険料は設定していますから。変わるたびに保険料が変わるのなら、保険料の設定ができないのです。

　健診センターにもお医者さんがいますが、健診の診察と保険加入時の診査を会社の医師が兼務している会社もあります。今後、生保の医師が積極的に顧客サービスとして健康管理をすればもっと変わるのに、と思います。保険に入っていればドクターから定期的に健康管理についてアドバイスがもらえるというのは、商品としても差別化になるのではという気もするのです。

■10年後の夢は医療の情報提供にかかわること

● 10年後にどんなポジションでどんな仕事をしているのか、イメージはありますか。
久米　臨床を辞めるときに本当は、もっと一般の人たちを対象に広く医療情報の提供を行なえるような仕事に就きたいとの思いがありました。医療についての宣伝というのでしょうか。ほとんどの人は自覚症状を持たないと病院に行きません。例えば生理痛は女性特有の痛みがあるのですけど、周りの人がみんなそうだからがまんしなさいと言ったら病院に行かないです。

　卵巣嚢腫、子宮内膜症、チョコレート嚢胞というのが隠れている場合がありますが、大きな腫瘍を持っていても、これが普通だ、生理痛があるのは当たり前だと思っていたら病院に行かないです。どういうときに病院に行ったらいいのか、そんなに

しかめつらで考えるのではなく、ちょっと心配だったら聞いてもいいんですよという意識を広めるようなお仕事をしたいと思っていました。

しかし、そういうのは今の医療体制の中では難しいです。たまに最近テレビでいろんなお話をされている医師がいますが、結局は一般論で終わってしまう。こういう生理痛があったら病院に行きましょうと言っても、自分の生理痛と合致すると思わなければそれで終わりです。

人間ドックや健康診断でよくわかったのですが、くる人は毎年きますが、こない人は症状があってもまったくこない。こない人をいかに医療のほうへ目を向かせるかというのは、病院の医師ではできない。病院というのは病気になってからいくところだからです。そういう情報提供をする仕事をしたい、と思うところがあるのです。今の職場は、どちらかというと普通の人の健康を診査する仕事なので、自分では当初漠然と思っていたことに近いかなと思っています。

コンピューターのユーザー向けに、契約すれば、何かトラブルがあったときすぐに電話相談にのりますというコンピューターのメンテナンス会社があります。病院ほど敷居が高くなくて、人間ドックほど値段が高くなくて、電話一本で相談にのってくれるような健康コンサルティングみたいなサービスがあってもいいなと思います。

これは私が婦人科医だったせいもあると思うのです。婦人科を受診するというのは、女性にとって一大決心です。いよいよ行かなくてはいけなくなったら行くけど、行かないでいいのなら行きたくないというのが本音です。そういう女性の意識をいかにしてこちらに向けるか。テレビ電話でもファックスでもいい。いろんな企業で「電話ヘルス相談」というのを企業ごとに

作っているけど、普通の人がそういうサービスを気軽に受けられるようにできないだろうかと思います。

● 医療の方向としては、一次予防的なことに向かなくてはいけなくなっているのは確かですね。

久米　イギリスにはホームドクターがいます。何でも、まず先生のところへ行って相談して紹介してもらえばいい。「大したことありませんよ」と言われると安心して帰れる。ああいうのが日本にはないですね。ホームドクターと言ってしまうと子供の頃からかかっていないといけないような気がしてしまう。初診でホームドクターになってくださいと言っても、いきなり相談できないではないですか。健康な人と病院に行く人の間の人をターゲットにした医療、病院の手前で気軽に相談が持ちかけられるような窓口ができないかと思っています。

　私生活のほうでの目標は、とりあえずは70歳で元気なおばあちゃんになれればいいなと思っています。毎日の仕事で肉体的にも精神的にも元気に生きていくということが一番難しいことなのかななんて感じるものですから。

　幸い現在の仕事は人の生き死に直接関わる訳ではないので、退社後に緊急呼び出しを受けることもないですし、先々の予定もしっかり立てられます。勤務時間中はめいっぱい働いて、でも時間後は自分のための時間という、オンとオフがはっきりした生活をして、いつかはフルマラソンを完走できたらいいななんて思っています。

　よく新聞にマラソン大会の高齢出場者のニュースが載っていますが、たとえ完走できなくてもあんなふうになれたらいいなと。実は私には双子の姉がいるのです。姉の影響で始めたマラソンですが、姉とふたりで70歳まで走れたら、きん、ぎんに改名して大会に出ようねなんて言いあっているんです。

医療コンサルタント
不合理な病院システムから見た日本の医療

chapter 4

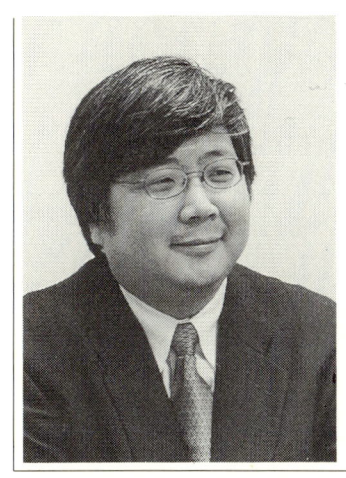

●対談者プロフィール
清谷哲郎（きよたに・てつろう）
1958年大阪生まれ。1984年大阪大学医学部卒。三次救急医療を研修後、厚生省に入省。ミシガン大学公衆衛生学部修士課程修了。保険局医療課での診療報酬改定、宮崎県庁での地方自治体での公衆衛生行政、統計情報部で受療行動調査の調査コンセプト作り等、財団法人医療情報システム開発センターでの医療情報システム関連事業等に従事した後に、30歳代最後の年である1997年に厚生省を辞職。その後、医師向け衛星放送のベンチャーであった㈱ケアネットや亀田総合病院の関連会社を経て、現在監査法人太田昭和センチュリー・メディカルディレクター。家族は小児科医の妻。趣味は、海外旅行、ダイビング、乗馬。勉強と教育は好きだが、研究は苦手とする42歳。

● 先生が現在手掛けられているお仕事、会社についてお話しいただけますか。

清谷 現在は、監査法人太田昭和センチュリーという監査法人に勤務しています。公認会計士が作っている合名会社みたいなもので、社員は、職員とは別で出資者もかねており、私は、そこに雇われている職員という形です。職名は「メディカルディレクター」です。

　昨年は、地方自治体の外部監査が主な仕事だったのですが、私に与えられた役割としては、地方自治体で病院を持っている場合、その病院の財務・会計以外の部分で、臨床と医療制度の観点で助言し、病院というシステムがどのように動けばいいの

かを考えています。

　法人としては、将来的にコンサルティング的な業務にも手をつけたいと考えてはいるようです。私個人も、海外のコンサルティング会社との付き合いはあるので、できればそこのノウハウを導入していろいろなことができればいいとは思っています。医療機関がうまく動くように合理的な考え方を持ち込みたいというのが私の希望です。

　ですから、アメリカではどういう状況にあるのかというのを、向こうとのチャンネルの強化を図りながら、よく観察しています。必ずしもすべてがうまくいっているわけではありませんが、いろいろな実験をアメリカでやってくれているので、その中でうまくいったものを上手に採り入れられればいいとは思っています。もちろんアメリカはいろいろな失敗もやっているので、同じ失敗を繰り返さないよう注意するという点でも役立ちます。

● 病院を対象に監査の仕事をされるということですが、もう少し具体的なお話をお願いします。

清谷　病院の財務に関して言えば、まず物流及び発注をどう行なっているかという点と、未収金対策に大きく分けられると思います。

　実際に買った薬の中でどれだけ患者さんに投与されているか、それがどれだけ診療報酬に結び付いているのかがしっかり追えていない状況があります。それをちゃんと追っていけるシステムが作られれば無駄な発注は減り、合理的な経営ができるはずです。今かかっているコストの中で落とせる部分がそれなりにあるだろうと考えているわけです。

　未収金対策とは、診療報酬請求を正しく行ない、診療行為に対応する報酬を得るための対策や、救急患者等で、自分の受けた診療に関する自己負担分を払っていない人に請求をしっかり

すること等をいいます。会社が変わったのに前の保険を持って来ているといったことがあった場合の処理がきちんとなされていないことが意外に多く、本来の医療保険が不明だと結局とり損ねてしまうこともあります。

地方公共団体の病院は概してほとんど赤字経営ですから、税金で赤字が賄われています。そういう意味では、赤字の原因となっている発注のロスや未収金の処理にもっと注意が払われてしかるべきなのですけれども、実際は何も対策が考えられていないことのほうが多いので、あらためて改善ポイントを示し、それを実現するように促すというのが仕事です。

● 監査といってもやはり医療の知識を使って、かなりコンサルティング的な感じで入られるということですね。

清谷　そうです、コンサルティングな立場が非常に強いと言えます。

ただ、難しさを実感するのは、医療機関の側でも取り組まなければいけないと承知していながら、なかなか動けないということが現実にあります。そうしたときに、監査という視点にこだわらず、その理由を十分に慮ったうえでアドバイスしないといけません。

医者の行動パターンとか文化のパターンを考えて、それに見合った形でのものの示し方をしないと反発だけが残って何も変わりません。あいつらは金だけを数えている奴らだということが医療従事者の中に残っただけで終わってしまうのはお互いに不幸です。そうしたイメージは、医者にとっては特に卑しいように映りますし、こちらとしてもそれでは困るのです。そうではなくて、あくまで合理的なイメージが出せればいいと思います。そうしないと、結局、お互いにフラストレーションをためていくばかりですから。

私自身が常に心掛けている点は、まず診療内容にはタッチしないようにしています。どういうことをやっているのかという診療内容自体は吟味しません。ただ、なんらかのミスで診療報酬上請求が落ちていることなどいくらでもあるのですが、そういうことは指摘します。また、おそらくこういうことが診療行為としてあっただろうと予想できるけれども、それが記録されていないがために診療報酬につながっていないケースも多いです。

　さらには、診療内容を見るとある病名が予想されるのですが、その病名が記載されていないために査定を受ける（請求金額を減額審査されること）ということもあります。また、カルテの表紙には診断名（傷病名）の記載がありますが、その整理が悪いと、ほかの先生が来たときに病名を見て本当にこの患者さんはどの病名で今医療を受けているのかが分からないということがよくあるわけです。その辺もアドバイスの対象となります。

　ただ、お金が絡むとどうも卑しいことのように感じてしまう医療従事者は多いことでしょう。特に医師は、合理的な医療さえ行なえればいいと考える人が多く、それを財政上支えられないのは制度上の問題で、自分たちの問題ではないように思ってしまうようです。しかし、経営にも合理的な形態というものは存在しています。非合理的な状態での経営は医療の質を低めますし、実は不幸な状態だと思います。合理的な医療行為を行なうために合理的な経営システムが必要だということが理解されないと、経営に関しての提言などは、言葉として通じていないかもしれません。

■公衆衛生学に注目

● 現実にほかの監査法人も同じような監査業務をやっていると思うの

ですけれども、そこに医師はいないということでしょうか。

清谷　多くの場合はいないと思います。私自身、あまり聞いたことがありません。

● 今後増える可能性はありますか。

清谷　もちろんあると思います。これからは、たとえば国立病院が独立行政法人化するとほぼ確実に公認会計士による外部監査が入ります。同じく独立行政法人化した大学でもおそらく外部監査を必要とします。特に医学部や歯学部を持った大学の附属病院などは予算額も大きく、必ず外部監査が入るはずです。大学は通常、「教育」というサービスを提供することで収入を得ているわけですが、医学部や歯学部を持った大学ではさらに「医療」というサービスの提供による収入があり、それが大学経営の大きな部分を占めることになるからです。これらの監査は、公認会計士が中心となって行なうわけですが、医療機関の組織体系などや医療サービスそのものについての知識も必要になります。

　また、多くの医療機関にしても、財務システムがうまく動いているとはやはり言いがたいでしょうから、外部監査のような合理的なシステムを入れて、いろいろなことを明示的に決断ができる環境を整えられればいいと思います。今まではさまざまな機器にしても欲しいから買うというのが多かったわけですが、現在は、どれぐらいの患者に適用できるのかという見通しが立てられ、その収入が投資に見合うのかどうかということを明らかにしておかないと、何でもやれる時代ではありません。

　その見通しが合理的であるかどうかも含めて意思決定が合理的に行なえることがこれからますます重要になるはずです。もちろん、その医療機関自体が変革を行なうことを求めていて、積極的な取り組みをしていかないと、外部からあれこれ指図す

るだけでは、役には立ちませんが。

　今までは、倒産する医療機関は、バブルに踊ったところというケースが多かったでしょう。ところが、これからはまちがった経営はしていなくとも、財務上の管理が不徹底なゆえにつぶれてしまうという時代がやってくるにちがいないと思います。とりあえず今はまだその時期でないように思われるものの、そんなに遠くないというのが私の実感です。少なくとも３、４年ぐらい先の話だと思います。まあ、現状の医療機関の経営は、壮年の方が不健康な生活を送っている状態に似ているといってもいいでしょう。検診を行ない、問題のある生活様式を変更してもらい、健康的な生活を送ってもらうのと同様な介入が必要です。

● 今どれぐらいの病院を監査されているのですか。

清谷　一般の病院、医療法人の監査というのは今はまだ任意なのです。いわゆる法定監査の対象となるのは、今のところ地方自治体等の病院に限られています。そういう意味で日常的に担当しているところはそんなにたくさんありませんし、私がかかわったものとしても全部で３つの地方自治体が所管している10施設くらいでしょうか。

● 先生の分野では、人材としてはどんな方が求められていると考えられますか。たとえば、一般の臨床医だけの経験でつとまるものでしょうか。

清谷　臨床の経験だけではきっと難しいと思います。臨床だと、患者さんを目の前にして、診断を行ない、治療方針を立てるわけですが、多くの人間が絡んでくる組織を相手にするのは多少事情が異なるでしょう。ただ、体系的な教育を受けなくても、本能的にシステムを考えている人はいるので、そういう人にはできると思います。システムといってもコンピュータを単に知

っているということではなくて、どういう登場人物がどういう力関係でどういうふうに動いているのか、その原動力・ドライブはどのようにかかっているのかが見えるような人ですね。また、臨床医学は、通常病気になった人を治療しますので、予防については手薄になりがちです。予防には社会制度や食習慣等の文化等への理解が必要になります。

　私の個人的な経験からいうと、一番役立ったのは、アメリカで公衆衛生学部の修士課程を出るという選択です。あとは日本でも公衆衛生院とかそういった所でのシステマティックな経験を１年間ぐらい積んでくるとだいぶ違うと思います。

●　公衆衛生学というと疫学とか予防医学というイメージがどうしてもあります。しかしながら実際には、医療システムを勉強する機会も多いと考えていいわけですね。

清谷　これからはいわゆる今までのイメージの公衆衛生とは違って、医療をシステムとしてとらえるというのが公衆衛生になってきます。もちろん、実は公衆衛生の基礎は不変です。ただ、イメージの問題はあると思います。

　多少の枠組みの変更はあります。以前であれば産業衛生は衛生学の分野に属し、母子や老人保健は公衆衛生学といった両者を区別する考え方が今や解消されつつあります。それにしたがって産業衛生ではこれまで通りに労働に関連した事故をなくすというだけでなく、健康をどうするのだという問題意識が新しく出てきていますし、学校保健にしても成人病の予防を早くから意識した教育を課題とするようになってきています。

　昔のいわゆる感染症モデルではなくて、医療システム、健康のシステムをどう考えるのかという方向にだいぶ変わってきているのです。

　ただ残念ながらそれをシステマティックに教育をしてもらえ

るのは日本にはなかなかなくて公衆衛生院ぐらいです。もう1つの考えられるコースは医学部の公衆衛生学教室に残って、大学院で4年間勉強するというものですが、いずれにしても早くやりたいのであればアメリカへ行くほうがよっぽどいい選択といえるのではないでしょうか。

● アメリカへ行って公衆衛生学修士（MPH）を1年かかって取るということですね。

清谷　そのほうがよっぽど早く全体的な俯瞰図が描けると思っています。

　日本は「公衆衛生」は強いのですけれども、「公衆衛生学」が弱く、逆にアメリカでは「公衆衛生」が弱くて「公衆衛生学」が強いとよくいわれます。公衆衛生学とは、どういう資源がどういった健康の改善施策のために必要で、それをまたどういうふうに配分していくのかということを考える学問です。

　医師免許を持っていれば、アメリカでは1年で修士号が取れることが多いです。ただ1年で基本は学べますが、研究まではできないので、研究したいのであれば2年間以上は行くべきだと思います。1年間だとようやく分かったというところで終わりです。できれば2年行って、ちゃんとしたかたちの論文をまとめて投稿できるところまで行くのが一番いいでしょう。

　それから、産業医の資格は是非取っておくべきだと思います。私もちょっと前に気づいて今ようやく取りにいっているのですけれども、産業医の資格は取っておいたほうがいいでしょう。なぜなら、まず自分の医者としての地位を企業内で固めることができるからです。

■産業医も重要

清谷　産業医としての仕事はいわば目の前にあるわけです。何

もないところにぽんと最初に入っていくと自分の仕事がないことがあります。自分で仕事を作っていくのはけっこう大変です。産業医というのはこれから非常に重要だというだけでなく、システムを考えるのにもすごく役に立つように私は考えているのです。ここにいる従業員の人たちをどうやって健康にできるのか、試行錯誤を繰り返すのが実はとてもいいトレーニングにもなります。

● 産業医自体はまだまだ余裕があるのですか。

清谷 余裕があるというか、本当は1000人以上の事業所（企業）では最低1人の産業医を専任で雇わないといけないのです。罰則もあります。でも今のところまだ罰則の適用はほとんどないみたいなので、現在、東京で専任で産業医をやっているのは確か400～500人にしかすぎません。それでは全然足りません。ただ、まだ多くの場合は、嘱託でバイト感覚というイメージでしょう。真剣に産業医に取り組む人は少ないです。だから、そういう意味では、専門として産業医をやるのであれば、参入の余地はけっこうあるはずです。日医産業医資格[1]をとることをお勧めします。

産業衛生というのは、本当はすごく大きな分野であるべきです。会社は一生のうちの40年間くらいにわたってかなりの時間を過ごす場所ですから、産業保健・産業衛生はもっと重要視されても良いでしょう。

また、産業衛生の方からは反論があるようですが、臨床面がもっと強化できれば、事業所の中での医療というのはこれからどんどん面白くなっていくと思います。通常の医療では医療機関で待っているということになりますが、事業者だと待っている必要はなくて攻めていけるわけです。そこに患者さんがいるのは分かっています。たとえば、産業医と外部の臨床の先生と

協力して共同の疾病管理プロジェクトを進めることも考えられます。実際にやっておられる先生もいらっしゃいます。

　私も、かつて事業所内の「疾病管理」[2]をアウトソーシングしてもらい、外からやろうと働きかけたことがありました。しかし、その時の経験では、やはり外からだけではできないなと思いました。企業ごとの特性などもありますし、何より会社あるいはそこの産業医自身がその気になっていないのに、疾病管理のすべてを外から持ち込んで指導・管理するのは無理だというのがわかりました。それはちょうどクリティカルパスを外から持ち込んできて、これでやれといっても機能しないのとまったく一緒です。アメリカでも国で定める診療ガイドラインはうまく動かなかったと聞いています。

　つまり、大企業での疾病管理といった今の例で言えば、それを外側からやるのは非常に難しくて、内部で産業衛生・産業保健を担当している産業医にまず中心になって動いてもらうことが重要です。それに対してコンサルティングを外から行なう形であれば可能性として大きいということなのです。

■医学教育への関心の芽生え

● 話は変わりますが、医学部を志望された動機とか、その当時の将来設計ついて簡単に触れていただけませんか。
清谷　医学部を志望した動機ですか？　幼い頃、病気がちで体がすごく弱かった子供だったのですが、そのことが少なからず関係していると思います。

　今でもよく覚えているのは、父親から「おまえは医学部に行け」と言われていました。なぜか、普通のサラリーマンだった父親が、医者は頭でする商売であるという間違った理解をしていて、体は必要ないだろう、丈夫でなくてもできる商売である

との認識があったようなのです。それで「おまえは医学部に行け」とよく私に対して言っていたわけです。

　それを私も小さい頃はずっと信じていたし、子どもながら医者という職業に何か「立派さ」を感じていたと思うのです。高校生の時に少し迷いましたけれども、決して悪くはないチョイスであると思いなおしました。幸いにして1年浪人しただけで医学部に入ることができました。

● どんな学生だったのですか。

清谷　変わった学生でしょう（笑）。勉強ができるほうではもちろんありませんでした。特に一般教養の時には語学、たとえばドイツ語なんて本当にあまりできないまま終わってしまったし、そういう意味では試験を受けるための勉強をするということはあまりしませんでした。

　ただ当時、中川米造先生というとても変わった面白い先生が大阪大学にいらっしゃいまして、中川先生の教室によく遊びに行っていました。その辺りから医療をシステムとして見るとか、医療人類学であるとか、相対的な文化価値をどうするかとか、あるいは医学教育に対する関心などが生まれていったような気がします。

　それから、ごく一時期、学生の間半年足らずですけれども、当時第二薬理学教室で和田博先生の研究室に居候させてもらいながら研究をやらせてもらいました。その時に思ったのは、基礎医学の研究では3ヵ月ぐらいで世界の最先端が分かって、多分2年ぐらいやればかなりいい線までいける。そういうのも面白いだろうなとは思いました。でも、研究には忍耐と整理整頓が必要です。それは、私には向いていませんでしたね。

　やはり一風変わった学生でしょう（笑）。また、学生時代は「精神薄弱者」の施設にボランティアとしてよく通っていました。

すごく面白い体験をさせてもらい、感謝しています。

■チーフ・インフォメーション・オフィサーとは

● ちょっと大きなテーマですけれども、日本の医療の将来性をめぐってキーワードがいくつかあると思います。「規制緩和」「標準化」「情報化」など、これらは先生がお得意の分野だとも思いますので、何かご意見をお聞かせください。

清谷　医療を外の世界から眺めると、メディアで喧伝されているように、「日本の医療は本当に遅れているのか」という疑問と、「でも、やはりなかなかうまく動いていない部分はある」という確信があります。ではどう変わればうまく機能するようになるのか。このところ、そうした問題をずっと考えていて、医療機関ではやはりトップが変わらないと駄目なのだというのがこの頃の私の結論です。

　ただ今の30歳代の先生はだいぶ変わってきているし、40歳代の先生の中で最近の「サービス業としての医療」に敏感な先生が院長クラスになってくると、明らかに事態は変わるのではないかという気がしています。その芽はいろんな形で出てきています。身近な例で言えば、私はクリティカルパスがこんなに早く普及するとは思っていませんでした。すごい速さで普及しています。おそらくまともに手術をやっている急性期の病院だと、導入していないほうが少数派になっているくらいです。

　全疾患に導入されていなくても、一応こういうふうにやればいろいろなことがうまくいくというのに皆が気づき始めています。今のところはまだ医者と看護婦さん、あるいは患者さんの情報の共有化というレベルですけれども、これからはそれ以外の運営面の情報共有化や、技術の共有化にまで進んでいくと思うのです。

結局、思ったより進んでいるところが結構ある反面、思ったより全然進まない部分がまたかなりあります。進める原動力は何かというと、トップのリーダーシップと能力です。

● 先生は今「思ったより進まない」という言葉を使われました。具体的にはどういったことを指すのでしょう。

清谷　先日、島根県立中央病院に見学に行ったのです。病院の情報の流通・伝達・保存のほとんどを電子化しており、世界的に見ても希有な病院だと思います。しかし、実はその帰路、私は暗い気持ちで帰ってきました。島根県立中央病院がうまくいっているのは、ひとえに瀬戸山元一先生という院長（当時）が本能的にシステム化ということを理解しているからだと私は直感しました。そのうえ、臨床医として尊敬できる先生だからこそ、まわりの医療従事者が納得し、協力したのです。テクノロジーがすべてを解決したわけでは全くありません。あくまでコンピュータという箱の外側の問題で、リーダーシップをもってことに当たり、しかも尊敬を集められる先生がいたからできたのです。

● 島根県立中央病院のケースは、ペーパーレスつまり「電子化」という意味ですね。

清谷　システムを本当にうまく動かすためには、情報システム自体が良く機能する必要があります。そのためには、医療情報システムのなかに入っているソフトウエアが良くなるだけでは駄目で、それを使う側の人間の果たす役割が非常に重要となってきます。以前は、テレビが社会を変えたように、医療情報システムには人を変える力があると私は真剣に信じていたのです。テレビは社会をすごく変えたでしょう。同様にCTやMRIは医療を変えました。医療情報システムはそれに匹敵するパワーを持てるはずと思っていたのですけれども、最近ではどうやら

そこまでは到達していないような気がしています。

　少なくとも、医療情報システム以前に、情報の共有化が役に立ち、現状よりも進歩できるという実感が持てることが必要でしょう。医療情報システムが人を変える前に、医療機関という組織システム自体が変わらないと効果が上がらないと思います。

● たしか先生は医療情報学会の評議員をされていると伺いました。学会の中では具体的な取り組みというのはあまり見当らないのでしょうか。

清谷　学会自体がまだやはりハードな側面であるとか、ソフトウエアの問題が中心で、その先のいわゆるヒューマンウエアの部分への関心という点では遅れているように思います。実際に、瀬戸山先生のような方が学会の中で力を持っているかと言えば、残念ながらそうとはいえない現実が一方であります。

　医療情報学に精通していて、人間的にも医療従事者から尊敬を得られる人がこれからどんどん増えてこないと、やはりちょっと難しいでしょう。レベル的にいえば、従来の医療情報部長では駄目で、少なくともいわゆるCIO的な副院長クラスのようなイメージを持たないといけないかもしれません。

　しかし現状では、急にそのような組織変革を行なったら、やはり診療局長・医療局長・医局長といった人たちからの反発は必至でしょう。彼らの立場に立ってみれば、臨床で雑巾掛けもしなかった者がいきなりぽんと副院長でやってきて、頭越しに情報システム導入の旗を振られてもとても素直に従う気にはならないでしょうから。

● 先生が今ちょうど言われたCIO（Chief Information Officer）というのは、情報の管理をするチーフ・インフォメーション・オフィサー[3]のことですね。そういう位置づけというのは日本の会社にもないし、当然、病院の中にもまだないわけでしょう。ただ他方では、病院というのは知識集約型の産業なので、そういう点でとても重要だと考えるのですが。

清谷　本来そのための情報の共有化であり、合理的な分担医療管理[4]なわけです。けれどもいまだに実態は主治医制でしょう。この患者さんは私のものである、私が責任を持つという考え方を変えていく必要があります。でもそれは臨床医でない人から言われても「医者でないものに言われる筋合いではない」と反発されるだけですから（笑）。

●　そうすると先生のお考えではＣＩＯになるような人もやはり……。

清谷　臨床医の中から出てくるべきです。そうすると他業種にいる人間がいきなりＣＩＯとして病院組織のなかに入るというのは、ちょっと尊敬を勝ち得るまでにならないかもしれません。少なくとも医療機関の中では無理だという気がします。つまり相手が医療従事者だからです。もちろん、大きな組織の中で専門的な立場で力を発揮することはできます。たとえば、制度論的なものを日赤や済生会という大きな医療機関組織をベースに考えるのであればそれは形式的にはできるでしょう。ところが医療従事者を相手にして、彼らの行動を変えるということは、医療機関へ飛び込んでいってもなかなかできないのではないかと、最近感じています。

　仮に私自身がそういうことをやるとすれば、私自身が外来を持って患者さんと接し、しかもできるかぎり多くの時間を病院の中で過ごしながら、いろんなことをしっかりと把握している。そのうえで、このことについてはこの人に聞けばいいという感じを持たれるようになる必要があるでしょう。ただ単に医療情報システムだけをいじっていて、情報システムしか知らないというのでは、便利屋さんにはなれるけれども尊敬には値しない可能性が高いのではないでしょうか。

■医療の質の評価は難しい

● 10年後にはどんなポジションで、どんな仕事にかかわっていたいと思われますか。

清谷　思えば確かに10年ごとです。臨床は2年ですけれども医学部に入ってからということを含めると8年ですし、そのあと12年ぐらいを厚生省で過ごして、現在にいたっていますから。10年後を予測するのはなかなか難しいです。

　もしも今の会社にいないという前提でお話をしると、私として一番望ましいのは、いま様々な医療機関に入って考えて提言を行なっていくとともに、勉強していることを利用して、やはりどこかの医療機関に入ってそこのシステムを合理的なものに変えるポジションにいることです。自分自身で作り上げるショーケースになる医療機関を作ってみたいですね。組織上の立場としては、院長とはいいません。でも、中核的な位置から、改革を手がけられればいいという気持ちはあります。

　もしくは、どこかの事業所に入ってその会社の産業医学的な面をしっかり見て、その中で以前手懸けようとした"疾病管理"に再度チャレンジする、つまり病気の従業員がいればその病気を重くしないよう管理し、病気にならないためにはどうしたらいいのかを考えるのも面白い気がします。いずれにしろ、何らかのシステムを完成させられるような仕事をしていたいです。

　ただ、教えるほうも好きなのです。研究はあまり好きではないのですけれども、教育はすごく面白いと思っています。今も医療情報に関する講義を大学や国立医療・病院管理研究所で持たせてもらっていますけれども、私自身にとって、これはすごく勉強になります。

● 最後に、最近、医療のシステム的な評価ということがよく話題にな

ります。その点に関しては踏み込んでおられないわけですね。
清谷 視野に入れていて、いつかは踏み込んでいきたいと思い、準備はしています。しかし、今のところ、そこまでは踏み込むのはリスクが高いと思います。いくつかの準備段階を踏んでいって初めて可能になることでしょう。それには、まずやはり情報が共有化されていくことです。例えば、各科管理のカルテを１冊にまとめて各科の医師がお互いに何をしているのかが分かるようにするということだけでも、状況は明らかに変わっていくとは思っています。

それともう１つ感じているのは、今のところ医療の質はシステムで保証できるようにはなっていないということです。医師の個人的な能力の善し悪しや医療に対する姿勢が医療の質を決定付けているようにみえます。医師は、個々に独立して診療をしている場合が多いですから、何が悪いのかが分からないままになっている場合があるのです。本来なら、お互いの情報の共有化とか、ノウハウの共有化とか、あるいは患者さんのやり取り、分担して医療を行なっていくうちに、改善が行なわれていくべきであろうと思います。

逆に、儲け主義に走って、患者を高次医療機関へ紹介したりしないようにするという形での質の低い医療をシステマティックに行なうことはできます。

ということは、少なくとも、悪いシステムを基本的になくしていくというのがまずやるべきことでしょう。質の評価ということでいいシステムを作れば、いい医療ができるとするのはもう少し先のような気がします。でも、今がその準備段階として重要なときであるともいえます。

註・・・・・・・・・・・・・・・・・・・・・・・・・・・
1 産業医の資格を日本医師会が一定の講習、実習を前提として与える制度。
2 特定の疾患に焦点を当て、地域の人口集団を対象とし、予防からリハビリまで継続的総合的な医療を提供することにより、最大の健康改善と最高の経済的効率をもたらす接近法（久徳：「薬剤疫学研究会」参照）。糖尿病、ぜん息などが対象になりやすい。
3 付加価値をつけるための情報責任者のこと。社内に蓄積されている断片的な情報を統合して管理することにより、知識・情報の共有化が図りうる。そういった情報管理の責任者のこと。極めて新しい考え方であり、米国でもこのポストがない会社が多い。
4 主治医にすべてを任せるのではなく、機能別に患者を担当していこうという考え方。

事業会社経営戦略
ヘルスケアビジネスに成功のモデルを実現する

chapter 5

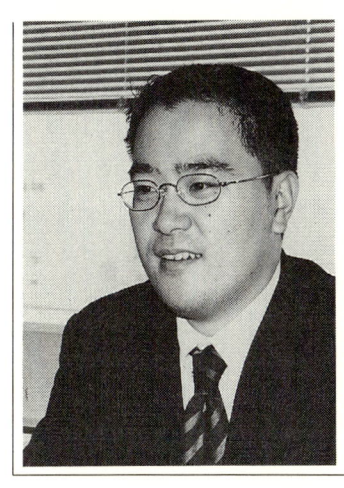

●対談者プロフィール
中田敏博（なかだ・としひろ）
1968年栃木県生まれ。
1993年千葉大学医学部卒。慶応大学医学部大学病院及び関連病院にて研修後、マサチューセッツ工科大学(MIT)経営大学院修士課程(MBA)修了。㈱ボストンコンサルティンググループにてヘルスケアーおよびハイテク業界を中心に幅広い業界における日米欧トップ企業に対しての戦略コンサルティングに従事。新規事業立ち上げおよび全体戦略構築に強みを持つ。2000年に同社を退職し、現在ソフトバンク株式会社社長室経営戦略担当部長としてソフトバンクグループ全体の企業戦略構築および社長直轄の大規模新規事業の立ち上げプロジェクトを統括。現在31歳。

● 最初に、現在手掛けられているお仕事について、ご説明していただければと思います。

中田　数多くのインターネット企業を統括するホールディングカンパニーであるソフトバンクという会社に勤めています。最初に会社全体がどういった構造にあるかと申しますと、まず本体のソフトバンク株式会社がありまして、グループ全体を統括しております。その下に原則的には百パーセント出資のいわゆる事業統括会社が、たとえばソフトバンク・ファイナンスとかソフトバンク・イーコマースといったものがそれにあたるのですが、インターネットビジネスの領域ごとに存在しております。その事業統括会社がそれぞれ現時点で全世界450ほどのジョイ

ントベンチャー[1]およびファンドを統括するといういわば3段構造になっております。私が働いているのは、そうした多くのグループ企業をいわば統括する、経営戦略部門の部長という立場です。

　私を含めた数人は社長室に属しますが、社長の孫と毎日のようにブレーンストーミングを行ない、さらなる事業の展開を計っています。実際の仕事としましては、グループ全体の管理および、特に社長直属の大型新規事業案件のプロジェクトマネージメントを行なうというのが仕事の概要です。

　ソフトバンクの前は、ボストン・コンサルティング・グループ（BCG）という会社で、日本の主たる大企業に対して経営のコンサルティングを行なっていました。私たちのようなバックグラウンドを持っていた人間は、やはり製薬とか、医療関係の会社のコンサルティングをメインに扱うことが多かったと思います。ただ、私の場合はビジネスの広いところをまず経験したかったものですから、医療関係の仕事だけではなくて、むしろインターネットの企業や、情報通信の企業、あるいは消費財を扱った企業のコンサルティングを経験させてもらいました。

● 突然ビジネスの話が出てきたという感じがあるのですけれども、ご自身どうしてビジネスの世界に入ることになったのかをお話ししいただけますか。

中田　千葉大学の医学部を93年に卒業しまして、そのあと慶應大学の産婦人科の医局に入りました。しばらく臨床をやっていたのですが、次第にビジネスに対する興味が高まっていったということがあります。といいますのは、学生の頃からずっと思い描いていた自分の将来に対するイメージというのが実はありまして、自分のやりたいことで世の中に何らかの新しいムーブメントを起こせるような仕事をしたいとの希望があったのです。

臨床をやっている間も、どうしてもその辺の興味が消えませんでした。

　では、その中で何を実際にやっていくかということですが、医療の中でのビジネスの可能性は非常に大きいと私は考えました。たとえば病院経営の分野にしてもまだいろんなチャンスが残されているだろうし、あるいは日本とアメリカを比べたときに、日本ではなぜバイオテクノロジー産業が育たないのだろうかと気になるわけです。そういった状況を制度的なアプローチ、もしくは企業的・産業的なアプローチで改革してみたいと学生の頃から考えてはいました。

　臨床をしながらできるのではないかとも思い、国家試験に受かったあと、それでしばらく医者をやってみたのです。ところが、医者の生活というのはほとんど1日じゅう病院の中にいるわけで、ほかの分野の人と話をする機会などなくて、世の中の新しいビジョンを語る機会が非常に少ないことに危機感を覚えました。思ったらすぐ行動に移さないと気が済まない自分の性分もあって、危機感があるのだったら、ビジネスの世界にまず飛び込んでみようと、そう考えました。

　その際のオプションとして私が考えたのは、日本の企業に入ってトライしてみるというのがまず1つ。次に、アメリカに留学して広いビジネスの世界を勉強するというオプションがありました。また、いっそアメリカの企業に入って経験を積むといった方法も考えられました。基本的にはこの3つのオプションがあったと思うのです。

　1番目と3番目のオプション、特に1番目のオプションは昨今の日本の経済の状況とか企業のあり方を考えると、自分のやりたいことをすぐ実現できる環境には日本の企業はまだないと考えました。意思決定の構造も古く対応が鈍いし、ある意味で

日本の企業はまだ官僚的です。官僚的な組織の中で、自分のやりたいことをどんどん推し進めていくのにはかなり無駄なエネルギーを使わなければいけないことが予想されましたので、日本の企業で働くというオプションはなくなりました。
　3番目のオプションは、その時点での自分の実力を考えると、「まだまだもうワンクッション必要かな」というのが本当のところでした。英語ひとつとっても全く勉強しておらず、アメリカ人と満足に話ができないような状態でしたから。一方、2番目のビジネススクールは、世界のいろいろな企業の一線で活躍していた人たちと知り合えるということと、彼らは10年後、さらに20年後には確実に世界経済の中枢にいる人材ですので、そうした人たちと親交を持てることにとても興味をそそられました。それと、いずれヘルスケアの分野でビジネスをするとしても、いろいろな業界、世界のさまざまな業界のビジネスの動きをできるだけ知っておくのが将来に役立つと考えていました。
　日本のヘルスケアビジネスの失敗は、ヘルスケアを専門とする人材だけで全部を動かそうとするから駄目であって、いろいろな考え方をミックスできればむしろ新しい産業が勃興していくのだと考えました。結局、いろいろな業界を見ることがとても大切だと思いましたので、ビジネススクールに行くことを選びました。

■コネクションを作る場――アメリカのビジネススクールでの体験

● 私もMBAの資格を持っているので、今のお話にはすごく共感できる部分が私自身はあります。では、そうした決定をされたのは卒業から何年目の頃なのでしょうか。

中田　5、6年の頃から考えてはいましたね。最終的に決断し

たのは卒後1年目、2年目ぐらいですか。たぶん、学生の時に考えていたことが、現状への不満を募らせていた面もあったのだろうと、今にして思えます。

● 先生がなぜ医学部を志望されたのか。当時の将来設計についてお教えください。

中田　お恥ずかしい話ですけれども、私が医学部を志望した動機としては家庭の事情が大きかったのです。私の父は栃木のとある町で小さな婦人科の病院を営んでおります。ですから、医者になることを前提にして育てられたという生まれついての環境が私にはありました。

　当然、高校・大学に入った時にほかの学部に入ることも考えないわけではありませんでしたけれども、私の頭の中には医学部に行くことしかなかったのだろうと思います。

● 最近、学生が、ビジネスを起こしたり、学習塾をビジネスとして起こす話をよく聞きます。先生の場合、学生の間はアイデアを温めていたという感じですか、どんな学生だったのですか。

中田　はっきり言って単なる怠惰な学生でした。授業も出ずにふらふら遊び回っていたような学生だったと思います。

● 今からは想像がつきませんね。

中田　そんなことはありません（笑）。国立の田舎の大学ですので、出席も厳しくなかったと記憶しております。趣味の音楽鑑賞にこって、ろくすっぽ授業にも出ずに、毎朝、寝坊していた記憶があります。これ以上学生時代のことを言うとお恥ずかしくて……。（笑）

● 話を戻しますと、学生の時からすでに今の医療制度や医師のあり方というものについて疑問を持たれていたわけですね。たとえば、医療に対してどんなイメージが当時あったのですか。

中田　父が病院をやっているという関係で、病院の経営の内情

に関してはたぶん普通の人たち、普通の学生よりは知っていたでしょうね。父親の背中を見ながら、経営というものがいかに大事なものなのか教えられてきた気がします。医院の経営をいかにうまくやっていくかということが、経営やビジネスの世界に対する興味を持った発端だったと思います。

　今の制度では、当然医療機関というのは基本的には医者が経営するということになってはいますが、本当は、医者は、プラクティショナーとしての面と、マネージメントとしての面と2つあると思うのです。

　これまではどうしてもプラクティショナーの面が強調され過ぎたのではないでしょうか。それによって弊害が今起こってきているのだと思います。

● ビジネススクールはMIT（マサチューセッツ工科大学）でしたね。そこで学ばれたことはビジネス一般のゼネラルなことも多いでしょうけれど、医療に関係したところではどんな授業がありましたか。

中田　基本的に医療に関係した講座は1つしかありませんでした。それもいわゆるアメリカで起こっているマネージドケアとか、あるいはバイオテクノロジーとか、そういった産業に対して調査する講座が1つあっただけなので、あまり医療に関してはMITで勉強することはなかったと思います。

　けれども、たとえば第一線のベンチャーキャピタリスト[2]を教授が招いて学生と話をさせる、あるいはリクルーティングのセミナーにしてもそうですが、いろいろな企業がキャンパスを訪れては学生に対してプレゼンテーションを行なうのです。「自分のビジネスはこういった大きな可能性があって、君たちの将来のオポチュニティーもここに来ればこれだけある」などと毎日課外で行なっていましたので、数多くの起業家と知り合う、あるいはそのもとで働くチャンスはたくさんあったと思います。

また、そこで培われる人脈は他に例がないと思います。それこそ世界で一流のヘルスケア、バイオテクノロジーのベンチャーを立ち上げた社長・ベンチャーキャピタリストや、欧米の優秀なヘルスケア領域の経営コンサルタントらとの人脈を獲得できたのは大きな収穫だったと思います。

　アメリカはコネクションを作る場というか、人的なネットワークを築くうえで本当に苦労しない所です。要は自分さえものおじせずに、ネットワークを広げていく気概・熱意さえあれば、いろいろな人がそういう話に乗ってきて、最終的に自分のビジネスにつなげていく環境に恵まれていると思います。

● ちょっと面白いコントラストに気づいてしまったのですけれど、先生は日本の時は割と授業に出ない学生だったわけですね。ところが、MITでは非常にアグレッシブに吸収された。やはりそれは教育自体のシステムの違いや教師の差、そういったものがあったということですか。

中田　日本の大学には、教育することへの熱意を感じさせるような先生がすごく少ないような気がします。大学の先生は教室のヘッドであって、ヘッドの一番大きなミッションは基本的に研究成果を出すことだと思うのです。そうなってきたときに、これは仕方がないことなのでしょうけれども、教育は片手間になっていると思うのです。そういったインセンティブ・システムの違いが、学生に対する教育の仕組みにおいてマイナスに作用しているのではないかという気がします。

　授業の内容自体、アメリカの場合は非常に実用的です。半分以上、6割、7割はケーススタディーを利用した授業の形態を採っています。どういうものかというと、20ページ、時には100ページを超える資料が渡されます。資料には、ある企業の背景から始まって、さまざまな問題の発生や財務状況が詳しく記されていますが、それを材料にケーススタディーを行なうのです。

現実に起こったことをベースに学生にものを考えさせ、議論させる。教授はあくまでもファシリテーター、つまり答えを教えるのではなくて、議論を活性化させてその中で学生に考える機会を与える役割を教授はつとめるのです。これは日本の教育システム、いわゆるレクチャーで、ある程度答えが分かっているのを前提とした教え方とは対照的だと思うのです。

重要なのは答えを教えることではなくて思考のプロセスです。その人が1人のビジネスマン、1人の医師として活躍する前にどれだけ考える機会を与えられたかがより大事で、これからの日本を支える人材を育成するうえでやはりポイントとなるのはそこではないかと思います。

■コンサルティングファームの入り方

● 病院経営の授業で、実際の病院のケースなどを私が作り、学生と一緒に考えることはできないかと考えています。ただ、現実にはビジネススクールでケースメソッドの教え方を体得したとか、最低でもビジネススクールの授業を経験した人がやらないとなかなか難しいという問題があります。

中田 結局、そこが一番の問題点で、詰め込み教育をされて教員になった人が、「では今度、違ったことをやってみろ」と言われても無理だと思うのです。

● 私はアメリカで何箇所かビジネススクールの授業を見たことがあるのです。同じケーススタディーとはいえ、教官の技量でかなり得られる内容が大きく作用されます。医学部の教官がビジネススクールのケーススタディーを学ぶかどうかは別として、やはりそれに近い勉強が必要な感じはしています。

少し話を進めますと、MITで学ばれて、ボストンコンサルティングでは実際に医療だけでなく、さらに広いビジネスのコンサルティングを経

験されて、ソフトバンクに移られたというのがここまでのお話でした。
　同じ転職でも、医者については医局制度の中での転職が主でした。ところが、私も経験しているのですが、対企業への転職になると、少なくともわれわれ医者の場合は割とプライオリティーが高い資格になっているので、"ヘッドハンター"とか"エクゼクティブサーチ"といわれる人とコンタクトを取って転職することになるわけです。
中田　ＭＩＴからＢＣＧに移った時は、いろいろな企業がそれこそ毎日のように訪ねてきてプレゼンテーションをするのです。日本人対象の求人ということもあって、グローバルのコンサルティングファームが、大きなリクルーティングセミナーを開くこともあるのです。日本人を対象とした場合は、別に東京オフィスから人が派遣され、食事会が催されました。食事会というのが非常に楽しみで、あまり興味のない企業のセミナーでも、それだけを目的に参加したものです。
　もちろん、セミナーの主たる目的は別なところにあって、その場で"パートナー"という一番職位としては高い立場にある人たちと直に知り合えるというのが狙いです。普通はそうした出会いを通じてビジネススクールからコンサルティングファームに入社するというのが１つのパターンかと考えます。
　医師の資格を持っている方で、コンサルティングファームへの入社を希望されるのであれば、アピールすべきポイントは２つあります。まず１つ目は、当然ながら医師の資格はとても大きなアセットだと思うのです。その点は最大限に活用しなければいけないし、活用すべきです。
　なぜなら、医療というものを広義にとらえた場合、病院もそうですし、製薬会社もそうですが、それ以外にバイオテクノロジーの分野などは今後ひょっとしたら大きな新しい動きが見られるかもしれません。あるいは、医療の情報システムを扱う新

しい産業が医療の周辺にどんどん立ち上がる可能性があります。
　そうなってきた際に、医療の内情を知った人間がビジネスをやっていくのは、理にかなったことと言えましょう。そういった利点というのは最大限に活かす必要があるというのがまず1点目です。
　ただ、ここで気を付けなければいけないのは、コンサルティングファームにいたときに学んだことですが、ビジネスの世界で最終的に重要なのは、実は専門知識でないことを知っていなければなりません。つまり、ビジネスを動かしていくバイタリティーや、柔軟なものの考え方などがむしろ大事になってくる局面が必ずあって、専門をアピールしつつも、他方では柔軟な人間であることをアピールしておく必要があるのではないかと思います。そうでないと、単なる専門ばかとしてこき使われて、それで終わってしまうという不幸なことになってしまう心配があるからです。これが2点目です。
● 企業の受け入れの問題もあるような気がします。私が製薬企業にいたときの経験で言うと、外資系などは比較的柔軟性が高くて、医者に対してもその人次第で専門的に使おう、あるいは専門職としてではなくゼネラルにいろいろなマネジメントで使おうという余裕があるように思います。日本のメーカーなどだと、なぜか専門だけで使おうという話になってしまって、こちらの希望とあわず不適合を起こすケースがあります。逆にこちらがその辺をアピールしても、「お医者さんなのだから」などと古い考えで摩擦が起きることも以前経験したことがあります。
　若いうちにコンサルティングファームで働くというのは、考え方、ものの見方が広がるだけでなく、ひいては転職のチャンスにも恵まれるのでものすごくいい選択だと私は考えますが。
中田　BCGに入るときに2つの入り方があるのです。1つは大卒あるいは院卒ぐらいで入るパターン、これは"リサーチア

ナリスト"というかたちで入ります。彼らはビジネススクールに行っていない分、分析の手法などを仕事をこなしつつ学びます。

　もう1つはビジネススクールに行ったあとに、"アソシエイト"として――われわれの世界では"コンサルタント"と呼びますが――入るというパターンです。

　アソシエイトとして入るにはある程度企業経験を積むか、あるいはMBAを取るか、どちらかだと思うのです。MBA取得者のBCG入社時の平均年齢はおよそ32、3歳だったと思います。かなり年齢的なばらつきが実はあって、ある人はMBAを26、7歳で取ってしまって入る、それもいきなり"リサーチアナリスト"を飛び越して"アソシエイト"（もしくは"コンサルタント"）として入る人がいます。そうかと言えば、片や35歳ぐらいまで結構な企業経験を積んだうえで、たとえばNTTや東京三菱銀行といった所で10年ぐらいやって、それを資産として今度はコンサルタントとして入る人がいます。MBAの資格はなくとも同様にアソシエイトとして入るというパターンで、こちららも下は28歳ぐらいから上は36、7歳まで幅があります。

　ちなみにBCG社長の堀紘一氏の入社は確か30台後半であったかと思います。それでも、あれだけ成功しているところから察すると、年齢はそんなに重要ではないのではないかと考えることもできるかもしれません。

■起業家をめざして

● BCGからソフトバンクに変わられた理由はどういったものだったのですか？

中田　BCGにつとめた3年弱の間、大企業を相手にいろいろな経営のアドバイスを行なってきたものの、他人にうまい戦略

を授ける参謀としての役割に、どこか限界を感じはじめてもいました。自分でデェションメーキングをして、世の中に新しい動きを起こすというのが私自身のそもそもの目標であったものですから、とにかく自分が実行する立場になりたいということがまず一番大きな理由でした。

　また、できれば医療に近い分野で仕事がしたいとの思いもあって、いくつか選択肢を考えてみたのです。1つは、製薬企業につとめるというもの。次にアメリカのバイオテクノロジー関連の会社に行く選択。3つ目に、ベンチャーキャピタリストとして投資する立場。特にバイオテクノロジーの分野で、投資を行ない経営に積極的に参画するベンチャーキャピタリストには魅力を感じていました。

　日本の製薬企業などは組織が非常にがちがちで、新しいことができる環境にはないのはすでに熟知していました。アメリカのバイオテクノロジーの企業に入るという選択については、実際にオファーももらっていましたので、一応検討してはいたのです。ところが、ベンチャーキャピタリストについては、なかなか見つかりませんでした。そうこうしている間に、今の会社からの話が舞い込んだというわけです。

　BCGなどにいると、結構いろいろな所から声はかかります。ヘッドハンターからもどこで情報を仕入れてきたのかわからないのですけれども、Eメールとかで「こういうのはどうですか」みたいな話はがんがんきます。

　ソフトバンクの話はとりあえずおもしろそうな話ではありました。そこで、経営戦略部門のスタッフと会って話を聞くことにしたのです。ソフトバンクという会社は、ある意味で非常に大きな会社です。時価総額で日本の上位に入るような企業であり、孫正義という世の中の制度を変えるほどの影響力を持った、

動きの速い、面白い経営者がいる会社だとの印象が強く残りました。
　医療から近いかどうかはまだわからなかったのですが、いずれにしてもインターネットや情報通信といった分野は、経験上ある程度土地感もあるところということもあり、また孫正義という経営者への興味から移る決断をしました。そうすることで、いろいろな新しい仕事をスピード感を持って立ち上げられるチャンスが大きく膨らむように感じられました。
● 確かあの時、既に医療情報サービスのウェブエムディ（WebMD）はプレス発表されていたのでしたか。
中田　ソフトバンク・メディア・アンド・マーケティング㈱の出資会社にウェブエムディ・ジャパン株式会社という会社があります。アメリカでは相当メジャーになっている医療情報専門のサイトで、当時時価総額で10億ドル以上突破していたのではないかと思うのですが、そうした医者向け（研究者も含む）または患者向けのヤフーみたいなものを日本でも作ろうというのが彼らの考えでした。
　ちょうどプレス発表するかしないかといったタイミングだったこともあって、医療に対してソフトバンクが今後進出していく意思はあるのだな、というところまでは確認できたと思います。
● 先生にしても私にしても、転職に絡んで企業がらみの話は結構きていたわけです。一方で、今の医師たちの間には閉塞感が強くあって、勤める所を一生懸命探してもなかなかないという現実があるわけです。
　それに比べると先生の場合、何か天国のような感じもするのですが、実際の生活という点では、今どんな生活になるのでしょうか。
中田　まず生活面で言いますと、もちろんとても忙しくはあるのです。毎日少なくとも１回ないし２回以上は孫社長といろい

ろディスカッションをします。そのための資料を用意して、いろいろな人への根回しに動くこと以外にも、国内外の提携先、特にアメリカが一番多いのですが、ジョイントベンチャーを含めたさまざまな提携先との打ち合せに時間が割かれます。出資をしてほしいベンチャー企業というのはいっぱい来るわけで、その対応だけでもかなりの仕事になります。

　ただ、婦人科医として働いていたころを考えてみますと、24時間、時間に関係なく起こされ体力的にきついのに比べれば、企業というのはそうはいっても、毎日朝の9時に出勤して帰宅は大体平均10時から11時です。月に5、6回は深夜2時、3時に帰宅することはあっても、大体人間的なサイクルで生活はできる。……収入に関しては、同年代の人たちから見れば悪くないのではと思います。

● 純粋な収入だけで比較できない面がたしかにあります。"ストックオプション"[3]もそうだし、またインセンティブも当然、ここでインセンティブというのはいわゆるボーナスという意味ですが、それもかなりあるでしょう。そういう意味ではちょっと普通のケースとは比較しがたい。しかし、別にそういう業界に入ったからひどく貧乏になるということなどなくて、頑張れば頑張った分だけむしろ報われるシステムになっていると言っていいでしょう。

中田　その通り、頑張ったら頑張った分だけ報われるというのがまず1つ。たとえば私がある会社をソフトバンクの出資で興したとします。そして会社設立後、2年目ぐらいに株式上場なり公開を無事に果たせれば、私は社長室から移籍して、その会社の取締役か幹部、ＣＥＯ（Chief　Exective　Officer）[4]やＣＯＯ（Chief Operating Officer）[5]といった立場で赴くわけです。

　そうなったときに当然ストックオプションが幹部を含めた従業員に分配されます。それがやはり一番インセンティブの高い

部分です。現在のネットベンチャーなどの状況を見れば上場したときのアップサイドというのがとても大きいと言えるかと思います。ソフトバンクみたいな会社にいると、こういった機会は山ほどあります。

　もちろん、そのためには、投資に値する有望な会社を興すなり探すことにはじまって、ついで会社内部のいろいろな人を説得して回り、さらには外部にも出資者を募っていかなければならない苦労はあるでしょう。しかしながら、苦労を補ってあまりすぎるほどの恩恵（特典）があります。

　アナリストからベンチャーキャピタリストまで、医者が今後活躍できる領域は広がっていますし、ポテンシャルがあると思います。アメリカなどでは、バイオテクノロジーの学会に行きますと、バイオベンチャーによるプレゼンテーションというのがたくさんあります。その幹部とか、それに出資するベンチャーキャピタリストにはMD（医師）が腐るほどいます。おそらく日本でも、バイオテクロノジーの分野で医師の役割が同じように必要とされる時期がやってくるだろうと私は考えています。

　製薬企業幹部の医師、バイオベンチャーにおける医師というのは、今はやはり制度的・仕組み的な未熟さのために、まだめずらしい存在と言えます。ところが、アメリカなどを見ると、逆に医師リクルートのマーケット対象（医師の求人需要がある企業）はどんどん増えてきています。むしろ、医者が臨床より、そういった仕事を選ぶという状況もあると思うのです。

　日本でもひょっとしたら同じことが起こり得るのかもしれないです。そうなってきたときに、逆に今度は医者としての能力それだけで、差別化できなくなるような状況が10年後ぐらいには出てくるかもしれません。ある意味で言ったら、今が旬だと思います。

■医者はつぶしが利かない職業？

● MBAを取るにしたって、将来はアメリカのようにMD・MBAなどというのがざらになってしまうかもしれない、そういう話ですね。
　私の知り合いで、アメリカで医師をやっている人の話だと、医学部の人気が最近少し低迷気味とのことです。たしかにお金だけのことに限れば、金融のファンドマネジャー[6]のほうがはるかに稼げるということなのでしょう。

中田　私としては、最終的にどういうかたちにしろ、医療というものに絡んでいきたいと思っています。ただ、臨床医の立場でかかわるというよりは、むしろ医者をサポートする黒衣として改革をしていきたいと考えています。

● 先生は今医療を支えたい、改革の黒衣になりたいと言われましたけれど、どんな医師たちに育ってほしいと考えていますか。

中田　もし、ビジネスの世界に飛び込みたいのならば、とにかく今までの医師あるいは研究者としてのマインドをまず捨ててほしい。既存の大学の研究室のやり方にいつまでもこだわっているような医師は、こういったビジネスの世界では通用しないと思うのです。

　また、もしも研究者として大成したいのだったら、やはり同じことが言えると思うのです。自分が持っている技術を、具体的なプランを実際に示しながらビジネスマンも顔負けなくらいに積極的に売り込みができる、それぐらいの気概というのがやはり欲しい。

● 大学での研究態勢というと昔ながらの職人芸みたいな部分がまだ多く残されています。現実に、この間遺伝子解析でアカデミアの人が企業に負けたという話がありましたが、これなどは組織的な研究システムや制度といったものをある程度考えていかなければいけない時期にきてい

るということを意味しているのだと思います。医学部の中でも当然、今後の課題として検討していかなければまずいということですね。

中田 全員が全員そういったかたちで独立してやっていくのが、別にいいシステムだとは思いません。ただ、その中で1割でもいいと思うのです、独立してやっていきたいと思う人たちをサポートできるような体制を、まず大学からつくるべきです。さらには縦割り行政ではなく、文部省・科学技術庁・厚生省・通産省で協力して築くべきなのであって、縄張り争いなどしている場合ではないと私は思います。

● 医師という資格はもしかすると、いろいろな分野で有用なのかもしれないとの気がしています。少なくとも、現時点では一般のサラリーマンとはっきりした差別化はできているはずですし。

　製薬企業につとめていたときに実感したのは、会社に依存しないと生きていけない人がどうしてもいるということでした。ところが、医者というのは、他社の製薬企業に勤めていた医師も含めて、尻をまくるというと変だけれど、いつでも別なオプションを持っていられるわけです。一つ所にしがみつく必要などなく、ほかの業界にどんどん進出して行ける、そういう職業であると思うのです。

中田 しかし、"つぶしが利かない"という側面も現実としてはあるのです。ここで言うつぶしが利かないというのは、結局、医師は医師以外のものにはなれないのではないかと、そう思いがちだということです。そういうふうに考えてしまうと本当につぶしが利きません。

　どういうことかといえば、たとえば企業などで、医者がゼネラルなポジションに就こうとすると、あなたは専門家だからみたいな言われ方をされてしまうということです。参謀にはなれるけれど、トップとしては常にそこがネックになる可能性があるのです。だから、まず一番最初は専門家でもいいから、とり

あえずゼネラルマネージャーとして意思決定できるような能力を身に着けていく努力を医師のほうでも絶えず心がけるということが重要です。

● 今までの仕事・生活面での満足度というのはどんな感じですか。

中田　点数で言うと、やはり80点ぐらいではないかと思います。私の80点というのはかなり満足しているというレベルの80％です。

　手前味噌なのですが、ソフトバンクのよさはフラットな意志決定にあります。私が現在、手懸けているプロジェクトにしても、実質的には孫社長と私だけでやっているプロジェクトです。いわばリポート先は彼だけですので、自分が思い付いたアイデアをどんどん彼に提案して、まさしく即断即決に近いタイミングでスピーディーに事を運べます。おそらく、もしも同じようなことを一般の企業に行ってやろうとすると、私がこの1ヵ月でやったことは2年分ぐらいに相当するかと思います。

　ただ、そうはいっても今までだれもやったことがないことをやろうとしていますので、不安感といいますか、その辺のリスクに敏感な面はあります。その反面また、リスクに対してむしろ興味を覚えるという性格もあり、あまり深刻にならずにいい緊張感のもと充実した毎日を送っています。

■社会に貢献することの意味

● 1つ質問があるのです。先生の周りでは、やはり医師の資格を持ちながらビジネスの世界で仕事をされている方が何人かいると思います。しかし、中には極端な例かもしれませんが、医師であることをすっかり忘れてビジネスに走っている人もいるのではないかという気がしています。

　私が見たところ、先生の場合、ご自身の原点を大事にされていて、い

ずれは医療の世界に戻って社会に貢献できる仕事をしたいと常に意識されていたと思うのです。一体どこがどう違ってしまったのでしょうか。先生が特別なのか、あるいは彼らの方が普通なのか……。

中田 医師だということを完全に忘れ切っている人は少数ながらいると思います。実際私も、医者だったときの社会貢献と今は全然違った旗を振っているわけですから。

　臨床をやっていたときと、ビジネスの世界に入ってからのこととで、自分の中で何が最も異なっているかと問われれば、ビジネスの世界では長期的および短期的に目指すべき目標をいつも頭において行動していることでしょうか。医者のときは、自分の研究と社会の接点を常に見つけながら行動することが非常に難しい。ところが、ビジネスの世界では、結果的に自分が手懸けたもの、サービスをどのように世界に大きく広げ、ビジネスモデルを構築し、どのように社会への貢献につなげていくかということを常に内部および外部に効果的に伝えていくことが重要になってきます。

　残念ながら特に日本の研究者はやはり重箱の隅をつつくようなところで仕事をしている人が多いのではないかと考えます。志としては高いものがあったはずなのですが、日常の机上にあることに追われてしまっているうちに、当初の目的を見失ってしまう人が多いのかなという気はします。

　日本の研究システムもそうですし教育もそうですが、目的・目標を考えずにパーツで動いてしまうのは良くないです。たとえば大きな絵の中で何かをめざし動く自分がいる、いったい自分が今どこにいるのか、冷静に振り返られるよう私自身はいつも心がけています。

● 仮に10年後のキャリアという点で切ったとします。10年後どんなポジションで、どんな仕事を先生はやっていたいと思われていますか。

中田　今やっていることで実は精一杯です。このまま歩いていければとまず考えています。学生時代から温めてきた夢が、たとえ姿形は違っても、実現できるような手応えを少しずつ感じています。何をやっているかは全然見当がつきませんね。なぜかというと、当然、技術そのものは変わって、10年後の社会は全く違ったかたちになっていると思うからです。

　医者の世界の中にいた時というのは、私は10年後というのが見えてしまって、逆にそれが非常に嫌だったのです。まして、10年後の世界で、自分のコントロールがまったく効かないような大きな海の中に埋もれているような状態というのはとても耐えられなかった。周りに依存した生き方をしていると、結局そういうことになってくるのだと思うのです。だから、いかに世間の波が変わろうと、その次の10年後を見据えて、「今やるべきことはいったい何なのだろう」という考え方をしたいですし、まだだれもやらない面白いことを実行できる立場でいられればというのが、私が10年後に描く将来像です。

　また、もう1つ思うのは、私が今手掛けていることが10年後何らかのかたちで花を開いて、世の中の注目を大きく浴びている。そうしたときに、「実はこれを立ち上げたのは自分で、これだけのことをやったのだ」という満足感に秘かに浸りたいとの思いもあります。自分のそのときのポジションとか、そんなことは別に私にとってはどうでもいいことです。

　個人的な希望を10年後ということで言えば、その頃には引退して、カリフォルニアで毎日燦燦と照りつける太陽を浴びて週3日ぐらいは静養する、そんな生活を送っていたいですね。

註・・・・・・・・・・・・・・・・・・・・・・・・・・・・
1 ある目的のために2つ以上の会社が出資して別会社を作る。合弁会社と考えていい。
2 ベンチャー企業に出資したい投資家の資金を集めて、ベンチャー企業に投資する会社。
3 社員の給料を会社の株式で支払う制度、株価が上昇した場合は額が多くなる。
4 株主に対して責任を持つ会社の最高責任者のこと。会社によって組織が異なるので、日本語でこの役職にあてはまる訳語は難しい。社長あるいは会長に相当。
5 会社の事業の最高責任者を指す。ＣＥＯ同様に、日本語でこの役職にあてはまる訳語は難しい。社長あるいは代表権のある専務に相当か。
6 最近はやりの投資信託を実質上運用している人

3部　21世紀医療のシナリオはどうなる？

contents

chapter 1
医療保険の基礎知識

chapter 2
かかりつけ医に求められるもの

chapterv 3
米国型、英国型医療を比べてみると

chapter 4
プロフェッショナル志向の医師たち

chapter 5
代替医療としての東洋医学

chapter 6
薬のトラブルを防ぐ

chapter 7
グローバライゼイションと医療

chapter 8
医療行政の変化を前に―医療ビッグバンの始まり―

医療保険の基礎知識
chapter 1

　医療を考えるうえで、医療保険の知識は必須である。従来、医師はその収入の源泉である診療報酬や、患者の一部負担金[1]についてはあまり関心がなくてもよかった。
　しかし、時代は変わった。患者の一部負担金は増加傾向にあ

図-1　医療保険による一部負担金の違い

	手続き窓口	医療費の患者自己負担割合
政府管掌健康保険	社会保険事務所	本人2割 家族　外来3割 　　　入院2割
組合管掌健康保険	健保組合	
船員保険	都道府県庁の保険課または社会保険事務所	
共済組合	共済組合	
国民健康保険	市区役所 町村役場 国保組合	一般　　　　　　3割 退職者　　　　　2割 退職者の家族　外来3割 　　　　　　　入院2割
老人保健	市区役所 町村役場	入院1日につき　　1200円 外来1日につき　　530円 （1999年現在）

〔出典：『医療費のことがわかる本』（医療保険研究会）より〕

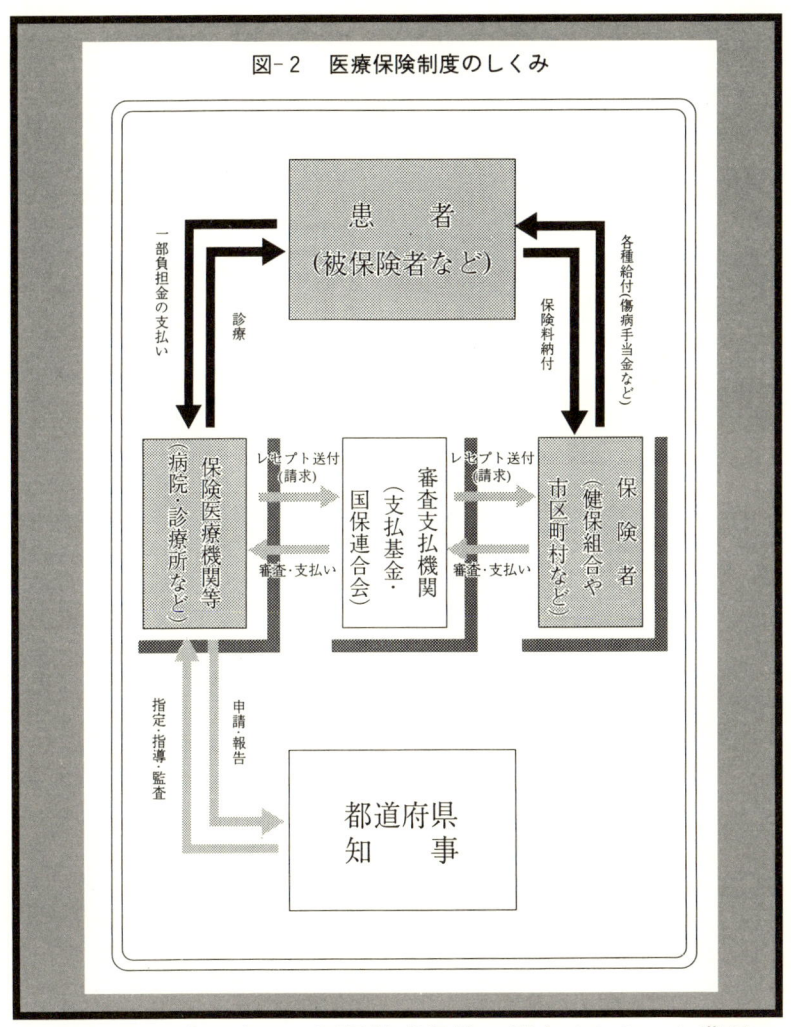

chapter 1 医療保険の基礎知識

図-2 医療保険制度のしくみ

```
                    患  者
                 (被保険者など)
        ↑                        ↑
   一部負担金      診療    保険料   各種給付(傷病手当金など)
    の支払い                納付
        ↓                        ↓
  保険医療機関等          審査支払機関          保険者
  (病院・診療所         (支払基金・        (健保組合や
     など)              国保連合会)         市区町村など)
          ← レセプト送付(請求) →
          ← 審査・支払い →

   指定・指導・監査    申請・報告
              ↓
           都道府県
             知 事
```

り、図1に示すように、国民健康保険の場合はかかった費用の3割を自己負担しなければならない[2]。また、医療費を効率的に使うべきという論調もみられる。したがって、医師も患者の

185

負担金を考えたり、診療報酬についての知識が必要になってきている。

また、今後の医療には保険機関の役割が増大することが予想されている。特に、医療をシステムとして考えたときには医療機関・保険者・患者の3者間の関係［図2］として捉える視点がより重要になるのである。

そこで、本書でもこのあたりの知識を扱うべきと考え、この章を設けた。

【保険の意味】
　保険というものに、なぜ加入するのか？　医療保険は強制加入なのであまり考えたことはないかもしれないが、結局リスクを避けるために加入しているわけだ。少し難しいが、個々の予測できないリスクを集団にすることで回避する仕組みである。医療保険の場合なら病気になったときに医療費が払えないリスク回避、生命保険なら死亡したときの家族などのリスク回避、火災保険なら火事に遭ったときに費用が払えないリスク回避である。
　ただ医療保険は、他の保険とは異なり、誰もが一生に何回か必ず使用するものであるから、逆にリスク回避というより、誰もが医師にかかれる制度であると解釈することもできる。

【保険の仕組み】
　医療保険は保険者・被保険者・第三者機関の3者が、相互にかかわりながら運営されている。ここで、保険者とは保険事業を運営する健康保険組合、国保組合、市町村であり、第三者機関とは審査主体の支払い基金、国保連合会などを指す。なお日本の医療保険には6種類ある。種類を図1に示す。
　まず保険に加入した人（被保険者）は保険者に保険料を払う。そして被保険者は保険を使って診療を受ける。このとき保険医療機関を受診する。保険を使えない医療機関、例えば審美歯科などの自費診療機関、あるいはバイアグラなどの保険診療が認められていない診療を受ける場合は保険を使うことができないので全額自費になる。
　保険診療の場合、被保険者は診察や治療にかかったの費用の一定額を窓口で支払う［図2］。医療機関はかかった費用からこの一部負担金を差し引いた額を保険者に請求する。この請求書

をレセプト（診療報酬明細書）[3]という。

　レセプトは上述した第三者機関で審査され、保険者に回される。保険者は再度それをチェックし、医療機関に支払う。具体的に言えば、再審査にあった診療は支払いをしてもらえず、なぜその医療行為が必要であったかをもう一度、医療機関・医師側が主張し、それが認められれば支払ってもらえるという仕組みになっている。

　さて実際、このチェック機構が機能しているのかどうかが問題とされている。実際に医療をする側からいえば「されている」で、支払い側からいえば「されていない」というのが現状であろう。実はこの食い違いは大問題で、かつ今後の医師が悩み続けなければならない問題だと思われる。

【医療行為と点数】
　これは、保険というより支払方法の問題であるが、すべての医療行為には点数がつけられている。1点が10円で固定されていて、点数にしてある意味はそれほどないと思われるが、実際の医療行為ごとに点数を累計していって、請求金額を決める仕組みである。

註・・・・・・・・・・・・・・・・・・・・・・・・・・・・
1 窓口で払うお金。
2 もっとも高額療養費の補助があり、上限はある。
3 逆にこれをみれば、行なわれた医療行為がわかることになる。したがって、レセプト開示の議論が、不正医療を防ぐために行なわれ、現在レセプトは開示義務がある。

かかりつけ医に求められるもの
chapter 2

　日本では、患者の大病院集中が著しい。3時間待ちの3分診療といった批判も、大病院にむけられてのことであり、開業医では診療時間と待ち時間についてはかなり改善が進んでいる。
　実は患者が一般医[1]の診察に基づく判断を必要とすることなく、専門医を受診できる制度は、私の知る限り日本と韓国を除きみられない。現実を勘案しても日本の医療システムにおいては、一般医が専門医受診へのゲートキーパーの役割をあまり果たしていないことになる。また、日本は病院に入院機能のみならず、外来機能があるという特徴を持ち、さらに病院収益において外来収益依存度が高い[2]という状態になっている。
　実は患者が一般医を素通りして病院を受診するために、病院外来機能が大きくなっている面がある。つまり、一般医機能が消費者である患者に軽視[3]されているという問題が生じている。
　本章では最初に専門医の問題点を取り上げ、次にかかりつけ医について、問題点とそうなった原因を考察し、最後にかかりつけ医の機能について考えたい。

【専門医制の盲点】
　日本には専門医認定制度がある。この制度は米国での専門医制度を受けてはじまった制度であるが、支払い方式とリンクしていない、つまり専門医であってもなくても診療報酬に差がないうえに、あまりにも多くの資格があるので専門医制度自体が有効に機能していないのである。
　専門医が認知されるまでを3段階に分けて考えよう。最初は制度の創設、ついで専門医が実際に生まれ、最後に社会に認知される、という段階である。
　しかしながら、専門医制度は、そのもっとも大きい内科、あるいは外科であっても、第3段階になっているとはいいがたい。わずかに、麻酔科の専門医のみが、医師仲間では認知が進んでいるが、これも訴訟を恐れてのことであり、それほど積極的な話ではない。最近では、学会の資金集めのために専門医制度が作られている[4]といった批判もある。
　原因は何か？　ひとつは認知度が高い医学博士号取得に意欲をもつ医師が多く、米国のように専門医制度がその代替になっていないことである。他でも取り上げたが、現在の医学博士号は基礎的な研究で取得されることがほとんどである。これは日本全体の医学の水準をあげることにはつながっているが、医療のレベルを上げることに必ずしもつながっていない。
　1例をあげれば、老年科の問題などがある。高齢化がこれだけ問題になっているのに、日本では老年医学・医療のスペシャリストが少ない。もちろん、老化のメカニズム研究、予防などには多くの研究者が関与しているが、例えば機能回復などの研究者は少ない。

chapter 2　かかりつけ医に求められるもの

【不十分な患者の振り分け】

　米国、英国などの医療システムにはPrimary Care Physician（PCP）という考え方がある。本章では、一般医=PCPとして扱うことにする。PCPは日本における無床診療所開業医にかなり近い概念[5]であるが、英国では法制上、米国では現在保険者からの強制で、PCPを受診しないと専門医の受診ができないシステムである点が異なっている。また、註1で少し触れたが、普通、日本の開業医が同じ専門科（例えば内科）のなかでの一般医、専門医である[6]のに比し、英国、米国では日本でいう標榜科をまたがっての一般医であることが大きな違いである。

　近年、医師会を中心にPCPの機能の充実が提案されている。現在の医療機関の受診においては、現実に機会損失が多く発生していることは、大病院外来での待ち時間を考えれば明らかである。また、大病院には専門医としての訓練を受けた専門医が多いのであって、この機能を持った医師群は、必ずしもPCPに要求される機能の1つである患者の振り分け作業は得意でない場合が多い。それどころか、自分の専門性でのバイアスがかかり、自分の専門であり得意な分野を最初に考える傾向があるので、患者にかえって危険なこともある。あるいは専門性ゆえに過剰検査に陥ることもある。

　その問題を回避するために、最近、一部の大学病院では総合診療科を導入している。しかし、この制度は、医師の教育の中でPCPとしての考え方を早期に教え込むためには適当であるが、高度医療の場としての大学病院の性格を考えると診療科としてはあまり適当でない。むしろ、大学病院ではPCPで振り分けされた患者を専門的に、高度医療を使って診断、治療すべきであろう。

　望むべくは、PCPが中心になり、基本的な診断を行ない、

Common DiseaseについてはPCPが治療し、難病あるいは重症化した疾患については、専門医に任せるというスタイルが分業という観点からは効率的であると考えられる。

【プライマリケア医軽視の背景】
　大学教育、卒後医学教育においてPCPの軽視が医師のPCP軽視の背景であると考えられる。ここで現在の医学・医療教育システムを概観してみよう。
　日本の教育システムのもとでは、医師を将来志望する者は普通、高校を卒業した時点で医学部に入学するよう定められている[7]。多くの大学では、2年間の教養部等にて、一般教養も学んだうえで医学という専門科目を修める。最近では、医学で学ぶ知識量が多くなったことと、医師国家試験合格のために、むしろ、医学・医療という専門分野をみっちり学ぶことが必要となってきた。そのため、相対的に一般教養を含め一般社会について学ぶ機会が減少している。ここに、医師が一般社会と乖離したギルド制に組み込まれる土壌がある。
　PCPに関連して説明すれば、専門医に比べ、PCPは社会経験、人間としての包容力が要求される。これは、もちろん学問をしたからといって体得できるものではないが、その基本となる素養はこの時期に身に付けるほうが望ましいのではないだろうか。
　次に、医師としてのキャリアパス形成が問題である。一般に、日本の医師キャリアの最終目標は医学部教授か、大病院の院長[8]であった。ここに、PCPは、医学部教授になれなかった医師のする仕事、あるいは大病院の院長になるための一過程という考え方がある。この考え方を是正する[9]ことも重要であろう。
　その一環に卒後臨床研修の問題がある。この問題は米国の制

度と比較すると、日本の問題点が浮き彫りにされるであろう。米国の研修制度の特徴は、一言でいうと実学の重視である。まず、米国の医師は目的がはっきりしていて、それに対応してのキャリアパスが明確である。これは特に研修制度において顕著である。つまり、レジデントの後、一般医になるためのシニアレジデントがあり、一般医になりたいものは、ここでさらにPCPになるための訓練を受けるか、あるいは独立してクリニックを持つ。専門医になりたいものは、専門医になるためのフェローになってさらに専門の訓練を積むというシステムである。

　一方、基礎研究をしたいものは基礎医学のPh.D（博士号）、経営、政策に携わりたいものはMaster of Public Health（ＭＰＨ：公衆衛生学修士）、Master of Health Administration（ＭＨＡ：病院経営学修士）、Master of Business Administration（ＭＢＡ：経営学修士）、あるいはその分野のPh.Dなどの資格を取って、その方向へ進む。したがって、米国では一般の医師は専門医でもPh.Dは持っていないケースがほとんどである。

　一方、日本では、2年ないし数年の臨床研修が終わると、ほとんどの医師が博士号を取るために大学に帰局し基礎研究に従事する。しかし、実際博士号を取得してもその後基礎研究に従事するものは少なく、大多数の医師が大学での基礎医学研修後に大学に臨床医として、あるいは大学以外の関連の大病院に赴任する。ここで、一般に知名度が高い大学や病院に赴任することが医師のステイタスとされるので、PCP機能については軽視されたままである。場合によっては基礎研究に比して臨床活動さえも軽視されるという状態である。

【かかりつけ医の機能】
　究極の目標としては、地域医療の視点で、地域住民の立場と

ニーズに基づき、適切で質の高い包括医療サービスを必要なときに効果的に提供することであろう。これからのかかりつけ医は、単体で存在していてもあまり意味がないので、連携が極めて重要になる。

しかしながらこの問題の解決はきわめて難しい。なぜなら、病院へのアクセスが自由であることが日本医療の根幹の1つであり、それに制限を加えることは、日本医療の優れた点を失うことになるからである。ただ患者の立場からみると現在のアクセスの良さを失わないままで、待ち時間やたらい回しといった問題点が解決されることが理想であり、その意味ではかかりつけ医の機能が充実することは必須である。

したがって、優秀な医師が地域医療を含め、PCP機能に目覚め、それにより患者が自発的に開業医の受診をするようになった時にこそ日本の医療はさらに高い評価を獲得できるであろう。

註・・・・・・・・・・・・・・・・・・・・・・・・
1 ここで、一般医とは内科・小児科で、循環器のみとか消化器のみといった分野別の専門を持たないもの、あるいは一般外科、産婦人科の一部の機能を指す。専門医は、循環器内科、心臓外科、泌尿器科、整形外科、眼科、耳鼻科などの専門科の機能を指す。
2 平成9年度の厚生省病院経営収支調査では入院収益58.9%に対し、外来収益は36.6%である。
3 医師にも軽視されているが、この問題は後述する。
4 各団体が自由に専門医の称号は発行できる。
5 専門性を強く打ち出している医院は除く。

chapter 2　かかりつけ医に求められるもの

6 いろいろな科目を標榜している開業医も多いが真に得意である分野は限られている。
7 医学部への社会人入学も多少はみられるようになった。
8 開業して自分の病院を大きくしていった結果としての院長のケースと、勤務医あるいは大学病院からの出世としての院長のケースがある。病床規制後には、開業医が病院の経営者として規模を拡大していくことは極めて難かしくなった。
9 現在、価値観の多様化により考え方の変化も見られるが、それでも筆者には、この考え方は強く感じられる。

米国型、英国型医療を比べてみると
chapter 3

　制度として医療を考える場合、よく引き合いに出されるのは民間医療の米国[1]と国営医療の英国[2]があり、またその中間に日本の医療制度があるといった言い方がよくなされる。これはあまりに単純化しすぎていて現実を見誤る恐れがある。偶然、英国のロンドンに留学した友人に話を聞くと、彼は英国の医療に満足していた。それはアクセスの良さ[3]と低い費用からきたものであった。

　ここでは、日米欧の医療制度の違いを概観し、身近で日米の差が顕著な予防医学に対する考え方の差にふれ、最後に米国からの21世紀医療のシナリオを紹介したい。

【専門医へのアクセスが制限される英国】
　英国においては、家庭医（2章で触れた日本の"かかりつけ医"に近い概念）が、受け持つ患者数によって与えられた予算内で、地域住民の診察・健康管理を受け持っている。このような支払方法を「人頭払い」という。与えられた患者数と記したが、正確にいうと現在は患者自身が家庭医を選択できるので、医師の人気により患者数は異なる。
　患者は、この家庭医を抜きにして専門医を受診することができない。このルールは法制化されている。ここが、日本との大きな違いである。つまり専門医へのアクセスが、一部の私費診療病院を除き自由でないことになる。
　支払い面での違いも大きい。つまり、患者数によって事前に

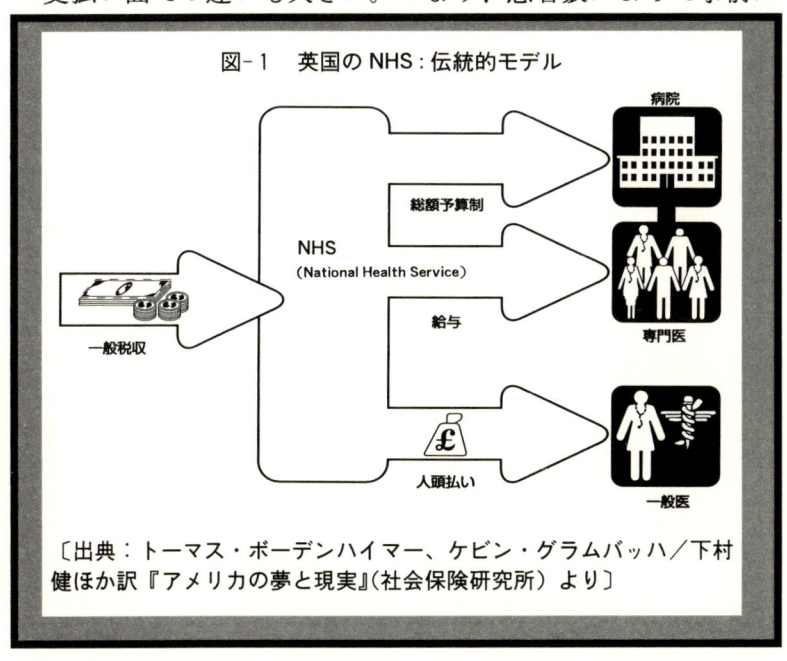

図-1　英国のNHS：伝統的モデル

〔出典：トーマス・ボーデンハイマー、ケビン・グラムバッハ／下村健ほか訳『アメリカの夢と現実』(社会保険研究所)より〕

予算が決められるので、費用をかけない[4]で患者の健康を維持するインセンティブが働く。人頭払いという「包括払い」になっているのである。

現在のこのシステムの問題点は、大きくいって2つである。ひとつは、家庭医が、極力診察・治療を減らそうとすることである。これが健康人の健康状態維持の方向に向いている間は問題はないが、一旦病気になったらどうなるか？　日本ではありえないが、風邪を引いても「暖かくして、寝ていてください」とか、熱があっても冷やし方を教えてくれるだけといった場合もあるようである。もうひとつは、専門医・高度医療の受診待ち・不足が問題になっている。例えば、アルツハイマーの治療薬などの高価な薬はなかなか使用してくれないとか、専門医にMRIなどの高度機器を使った診察を受けようとすると半年待ちになってしまうとかなどである。

【マネジドケアに支配された米国】

米国の場合には、各州の権限が大きいので全国的な制度は存在しない。ただし、弱者に対しての救済制度は作られている。ひとつは、政府の制度であるメディケアであり、65歳以上の高齢者が対象である。もうひとつは、低所得者へのメディケイドであり各州ごとの制度である。その他の人は私的保険に加入している[5]。

また、対GDP比で見た医療費が日本の約2倍であり、13.6％（1996年）と高額である。したがって、医療費の抑制は国家的課題になっている。メディケアなど公的医療でも支払いに対するチェックは厳しいが、やはり重要なのはマネジドケアと思われる。

マネジドケアは元来は、管理競争あるいは準市場[6]という考

chapter 3　米国型、英国型医療を比べてみると

表-1　各種健康保険

	保険の種類	推定加入者数	加入率	推定支払い額	支出率
米国	①政府保険	7,600万人	28.0%	3,920億ドル	37.0%
	メディケア(65歳以上の高齢者)	**3,350万人	(12%)	(2,030億ドル)	(19%)
	メディケア(身体障害者)	350万人			
	メディケイド(低額所得者)	**3,800万人	(14%)	(1,530億ドル)	(14%)
	VA保険(在郷軍人)	*(2,400万人)		(260億ドル)	(2%)
	軍隊保険(軍人)	100万人		(100億ドル)	
	CHAMPS(軍人家族)	**(970万人)		(40億ドル)	
	②マネージドケア(800社)	13,400万人	49.3%	5,000億ドル	47.0%
	HMO(健康維持組織)	*/**6,400万人			
	メディケア HMO	(400万人)			
	メディケイドHMO	(950万人)		(1,000億ドル)	(9%)
	PPO(優先供給者組織)	6,700万人			
	HPO(病院医師組織)	300万人			
	③一般保険	1,970万人	7.3%	1,000億ドル	9.4%
	ブルークロス	1,300万人			
	民間保険	670万人			
	④無保険者	4,200万人	15.5%	700億ドル	6.6%
	⑤個人負担		(25%)	(2,200億ドル)	(25%)
	合　計	27,170万人	100%	10,620億ドル	100%
日本	①国民健康保険	3,180万人	25.6%	62,000億円	23.0%
	②組合管掌健康保険	3,250万人	26.1%	46,000億円	17.1%
	③政府管掌健康保険	3,670万人	29.5%	54,000億円	20.1%
	④共済組合	1,200万人	9.7%	18,000億円	6.7%
	⑤老人保健(70歳以上)	1,130万人	9.1%	89,000億円	33.1%
	⑥個人負担			(35,000億円)	(13.0%)
	合　計	12,430万人	100%	269,000億円	100%

＊は一部メディケアと重複、＊＊は一部マネジドケアと重複、（　）内は重複を表す

〔出典：中野次郎『誤診列島』(集英社) より〕

え方が基礎にあり、競争が公正・効率的に行なわれるような枠ぐみを整備させたうえで、各構成主体に競争を行なわせるという考え方である。つまり、適切なインセンティブを与えることにより、市場メカニズムを働かせようという考え方である。

実際に米国では、さまざまな形が現れている。例えば包括払い、会員制、医師雇用を前提にしたHealth Maintenance Organization（HMO）[7]とそのさまざまな変形の出現、それに対しての病院のM＆A、医師のグループ化[8]が挙げられる。競争の結果としての利益でみると一時的にはマネジドケア側の圧勝の様相であったが、近年あまりにも医療に対しての制限が大きすぎるとのことで、患者側からの反発も大きい。最近では、医療機関と支払い側の目指すベクトルを同じにする[9]ことで、医療費を効率的に削減しようという動きになってきている。

日本にマネジドケアが導入されるか否かは議論があるが、本書の範囲を超えるので関心のある方は、他書を参照されたい。

【保険者に医師不在の日本】

日本で米国型の保険者に相当する役割は、健康保険組合連合会、支払い基金、企業の健康保険組合、国民健康保険中央会などが担うことになる。しかしながら現在、どれもほとんど機能していない状態といっていい。その実例として、健康保険組合を考えてみよう。

診療報酬請求の大元であるレセプトは病院から社会保険診療報酬支払基金に送られる。ここで請求内容に誤りがないかがチェックされ、患者が所属する医療保険（例えば健康保険組合）に転送される。この基金は都道府県ごとにあるが、ここでは医師による審査がなされている。しかし、レセプトの枚数が膨大なために、1枚の審査は約5秒という。つまり、審査漏れも多

chapter 3　米国型、英国型医療を比べてみると

いということである。
　そこで、近年では健康保険組合でも主体的にレセプトの審査を行なう動きがでてきている。場合によっては外部の審査会社に委託する例もある。言いかえれば、ここでの漏れは多少のコストをかけても引き合うくらいに大きいということである。ただ、問題点は、審査側に医師がいないということである。

【予防医学に対する取り組みの違い】
　米国の病院経営戦略のバイブルともいえる*Strategic Management Of Health Care Organization* という本がある。この本では、日本にはほとんど存在しない病院経営の戦略[10]について書かれているのであるが、21世紀の米国医療の変化として〈診断・治療〉から〈予測・マネジメント〉への移行をあげている。予測とはいろいろな意味を含み、ここではHMOのような包括払いに対しての医療機関側の対応[11]としての予測から、患者ひとりひとりの疾患予後あるいは疾患発生の予知まで幅広い意味を持つ。このうち後者が「予防医学」にあたる部分である。
　中国には「名医は未病を治す」という考え方がある。これは、まさに病気を予見し、いらない治療を避け健康を維持することが一番望ましいということを示している。東洋医学では生きていること自体が、疾患発生予防あるいは健康維持という考えで、薬膳料理などは生活しながら健康を維持していこうということである。ここに、少し西洋医学的な考えが導入されたのが日本の健康診断あるいは人間ドックではないかと、私は考えている。
　米国には健康診断あるいは人間ドックという考え方はない。宣伝めくが、私が関係している野口医学研究所では、在米の日本人に人間ドックを実施しているが、米国人には行なっていない。実は、ここに訴訟社会アメリカの問題点がある。

例えば、ドックを行ない胃透視で胃ガンの疑いがあるとされたとしよう。ところが、胃カメラ・生検の結果、幸運なことにガンはなかったと結論されたケースを考えてほしい。これは、ドックなり健診の結果としてはきわめてよくあることだ。日本人なら「やれやれよかった」と安堵するはずである。

しかし、米国人は必ずしもそうではない。要するに、「疑いがあった」という診断にクレームがつく場合があるのである。つまり、ガンかもしれないということでその最終判断がでるま

表-3　21世紀への傾向

診断・治療から予測・マネジメントへの移行
外科手術の減少
急性期病院が集約される
在宅・外来重視
病院内での外傷と感染に注意が払われる
ＨＩＶ，ガン，アルツハイマーの治療
老年科の専門家がより必要
専門的看護婦がより必要
代替治療のひろがり
Wearable personal computers 普及
テレメディシン（遠隔医療）の普及
バイオセンサーの発展
遺伝学的な健康リスク解析
遺伝子治療の進歩・普及
ＡＩ（人工知能）あるいはエクスパートシステムが診断に使用される
外来手術と内視鏡技術の進歩
情報技術、データベースをコスト削減に使用

〔出典：Ginter PM, Swayne LM, Duncan WJ. *Strategic Management Of Health Care Organization*. 3 rd Ed. 1998 Blackwell〕

での期間に精神的なダメージを受けたということで、訴訟を起こす場合さえあるのである。

　最近、米国から疾病管理（Disease Management）という考え方が導入され、糖尿病・高血圧・ぜん息といった慢性疾患の管理法として注目されている。背景には、マネジドケア側のコスト管理圧力があるのは事実だが、名前から想像できるようにこのシステムでは疾患が発生してからマネジメントが行なわれるのである。米国には疾患発生以前に、健康をチェックするという習慣はない。しかし、それでいいのであろうか？　考えるまでもなく、予防からというのが一番重要なのである。

＊　＊　＊

　最後に、Strategic Management Of Health Care Organizationが21世紀の医療についてのシナリオを上げているので紹介したい［表-3］。驚くべきことに、多くの部分が日本にも当てはまるように感じるのは私だけであろうか？

註・・・・・・・・・・・・・・・・・・・・・・・・・・・
1 マーケット型ともいう。
2 ベバレッジ型ともいう。
3 英国医療では高度医療を受けようとすると何ヵ月待ちはざらであるが、簡単な診察に関してはその限りではない。
4 実際に、対ＧＤＰ比の医療費は先進国中でも低い。
5 無保険者は4000万人と言われる。
6 行動目的が利益極大でない企業を供給者とし、消費者との間で取り引きが行なわれる財貨サービス市場。
7 保険者が特に強力に医療に介入するひとつの形態で、被保険者が加盟

以外の医師受診の場合、被保険者に保険料を支払わない。
　8 医師がグループを組んで薬剤購入の交渉などを行なう。
　9 疾患の発生予防、再発防止などがこれにあたる。
10 ここでは戦略を厳密に考えている。日本で安易に使われる言葉であるが、組織がどのように資本、人を使っていくか、どのような市場に参入するかなど、組織全体の動きを決定する、大きなものである。
11 詳しくは2000年度4月号の『病院』(医学書院)に筆者が寄稿しているのを参照されたい

プロフェッショナル志向の医師たち
chapter 4

　この章では、日本人と対照的な米国人医師の考え方を紹介したい。日本は減点主義で、そつがない人材を養成しようとしているのに比べ、米国は専門性・個性を重視するとよく言われる。一言でいえば独立意識、専門家意識の違いということになろうが、この考え方は教育によるところが大きい。これは医学教育にも当てはまるので、この章では最初に日米の医学教育、医師になってからの教育の違いについて触れたい。
　次に、その実例として、グループ診療、ビジネスについての考え方の相違を紹介し、最後におこがましいが日本人論についても触れた。
　もちろん、日本の医師も当然ながら医療については専門家であるが、ここではとりわけ日米の違いを、医療そのものに対する考え方や取り組み方、さらには自分のキャリア形成についての考えまで幅広く論じながら、その違いについて考えてみたい。

【医学部教育の相違】
　一番大きな差は、米国で医学部に入学するには日本の大学にあたる Undergraduate Education を卒業していないと、医学部に入れないということである。米国では、他にもこのようなスタイルをとる学部にロースクール、ビジネススクール[1]があり、大学と大学院が明確に区分されている［表-1］。このスタイルをとっているために、日本では18歳時の決断で医師になるのに比し、米国では22歳以降で決定することになる。
　また、学部教育においても差が大きい。米国では実務を重視し、学生時代に実習時間が多い。医師になるための国家試験については、日本の試験が米国よりになってきているので、現在はあまり大きな差はない[2]と思われる。卒後教育については日本に比して多様であり、研修期間が長い（日本は研修2年）。［図-1］

【グループ医療に対しての考え方】
　独立意識が強い米国では日本と同じ意味での勤務医はおらず[3]、独立した医師が病院と契約し、自分の患者が入院したときに診察に行くという形である。一方、上述したように、米国人医師は、専門家意識が強い[4]ので、各自の専門を生かせるグループ医療は昔から盛んであった。
　名古屋で1980年代にグループ診療がはじまったが、これも米国流の導入である[5]。米国では医師がグループを組んで、より大きな力、例えばマネジドケアの会社に対抗しようとしている。ここでも、グループ診療をしているグループがそれを行なう場合と、さらに第三者的なグループを調整する会社を作る場合がある。

chapter 4　プロフェッショナル志向の医師たち

表-1　アメリカの大学医学部、医科大学の入学試験受験概要

		入学候補者
一般大学卒業生	必須資格	○理科系では、生物学、化学、物理学、統計学のBS（理学士）の学位資格を有する者 ○文科系では、英語学、外国語学、芸術学、倫理学、哲学、宗教学のBA（文学士）の学位資格を有する者
大学院卒業生	必須資格	○生物学、生化学、微生物学、薬理学、衛生学の学位であるMS、MA（修士）、Ph.D.（博士）の資格を有する者

入学試験内容
①一般大学の成績 ②三人の推薦状（卒業した大学の大学教授、牧師、医師） ③医学部入学資格試験成績 　MCAT（Medical College Admission Test） ④医学部志望の論文（医師を志した理由） ⑤医学部入学委員会委員による口頭試問（3〜5人が担当）

〔出典：中野次郎『誤診列島』（集英社）より〕

【ビジネスについての考え方】

　ビジネスというものに対しての考え方が全く異なるというのも大きな点である。もちろんこれは、バックグラウンドとしての文化が異なるので必ずしもドクターの考え方の相違だけでは

3部　21世紀医療のシナリオはどうなる？

```
図-1　アメリカの研修医（レジデント）のプログラム概要
```

科＼年度	1	2	3	4	5	6	7
内科系		家族内科		老人医学			
			皮膚科		神経内科		
	一般内科学			●フェローシップ　心臓、内分泌、腫瘍、血液、消化器、腎臓、呼吸器、感染、関節、アレルギー、免疫、臨床薬理			
			小児科				
		精神病					
		臨床病理					
外科系				心臓、胸部、腸、美容外科			
	一般外科学			脳神経外科			
			整形外科、耳鼻咽喉科				
			泌尿器科				
		産婦人科					
他科	一般内科・外科学	救急医学、眼科、放射線科、核医学科、麻酔科、運動・リハビリ科					

〔出典：中野次郎『誤診列島』（集英社）より〕

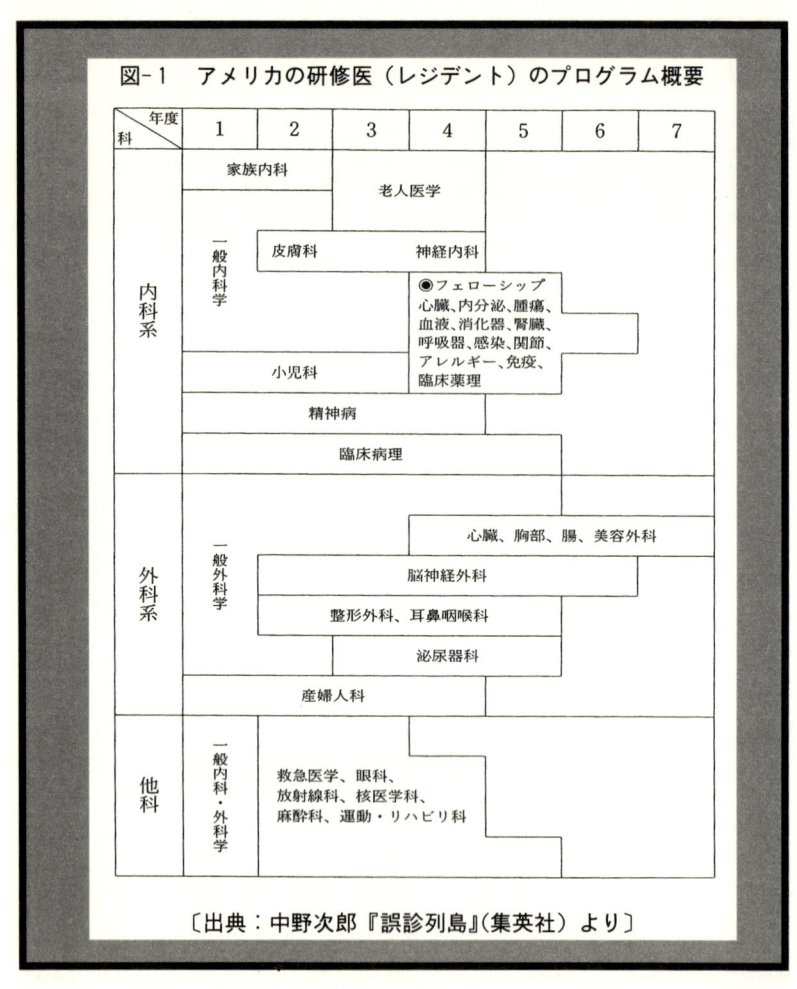

ない。つまり、例えば米国ではベンチャービジネスが大学を中心にして何百と立ちあがり、学者（医師）がビジネスを行なうことに対してのハードルが非常に低いと考えられる。

　医療に比較的関連がある治験に限っても、ビジネスを行なう

うえでの不都合（ニーズと言い換えてもいい）が起きると、CRO（Contract Research Organization）[6]、SMO（Site Management Organization）[7]など瞬時に新しいビジネスが立ち上がる世界である。実際、医学部の教授が企業と大学をポストの上でも往き来することは日常茶飯事である。日本では当然、企業内医師やビジネス界にいる医師についての関心も全く異なる。

医師も医師である前に日本人である。以下、少し日本人というものを考えてみたい。

【場の倫理と個の倫理】
河合隼雄氏はその著書『働き盛りの心理学』で「場」の倫理と「個」の論理という考え方を提唱している。日本人についての同じような考え方は、山本七平氏の『空気の研究』、イザヤ・ペンタサン氏の『日本人とユダヤ人』、土居健朗氏の『甘えの研究』など枚挙にいとまがないが、ここでは文化論ではないので、専門家についての関連でのみ考えたい。

専門家というのは、「個」が確立しているようにみえる場合が多いように思われる。しかし、これは、いわゆるアイデンティティとして自己が確立しているという意味ではない。正確にいえば、アイデンティティとして自己が確立しているというよりも、自分の仕事に対するプロ意識、忠誠心が、河合隼雄氏のいう「場」の代表である〈会社〉に対しての忠誠心を上回っているために「場」の論理を無視してしまうことが多く、そのために「個」の論理を優先しているように思われるのである。

言いかえると、「場」への対応、接し方が周りの非専門的、集団的な意見に引きずられることがないので、大多数が専門家でなく、かつ自己が確立していない集団の中では"浮いて"しまうこともあるということである。

繰り返すが、企業では精神的に「個」が確立していることが重要なわけではない。専門的な能力を持ち意見をはっきりいう人を有効に活用することが必要な時代にきているということである。
　一般に、欧米の企業では「個」を確立させたうえで仕事をさせている。欧米の企業では個人が自分の仕事を明確にしている、あるいは職務文書にない仕事はしない、というのも「個」の論理が確立しているからであろう。逆に、職務文書のない欧米企業はないであろうが、職務文書がないか、あってもなきがごとしという日本企業が多いのである。
　こういう欧米的風土には、専門家は極めて容易に溶け込みやすい。なぜなら、この風土の中では、専門家からみる半専門家も自分の意見を明確に主張しており、専門家にしてみると、自信をもって自分の意見を主張できるからである。

【日本人の帰属意識】
　それに、ひきかえ日本人、特に50歳代以上の企業の経営陣、部長などは、日本経済の伸長に伴い会社が大きくなるにつれて、自分の地位があがってきたケースが多い。そこには何ら「戦略」を考える、あるいは「差別化」を考えるといった知的な頭の体操は必要がなかった。それより個を殺し、会社のためということでひたすら忠誠を尽くすことが社内の出世には重要であったと考えられる。
　そこで、産まれてきたのがいわゆる「会社人間」である。上述したように個が確立しておらず、集団への帰属意識で自分の能力のなさ、自信のなさを覆い隠している集団といってもよい。仇討ち、切腹などをみてもわかるように、こういった傾向に極端に走るのも日本人的であるが、帰属意識がすぎるために、モ

chapter 4 プロフェッショナル志向の医師たち

ラルを超えて、会社のために尽くす、またそうでないものを排除するという感覚が日本企業には色濃く残っている。

これは、きわめて危険な話であって、中止すべき計画を止められない（中止を主張すると非国民よばわりされる）、異なった考え方を受け入れないなどのナチズム的な暴走を生む土壌になり得るのである。言い換えると、専門家の意見など聞かず、企業論理で押し通してくるという話になるわけだ。

最近の例としては「雪印」の食中毒事件、三菱自動車のリコール隠しがある。

* * *

以上述べてきたことは、日本人の特徴である。それ故に医師にもみられる特徴である。ここに私の主張したいことがある。

医師はプロフェッショナルなので、米国のように「グループ」をつくり、ビジネス的に企業とわたりあう、あるいは社会や企業内でプロとして意見を述べることが重要となろう。

最近の若い医師には考え方が柔軟な人が増えているように思う。例えば、自分の医院のコンピュータ化などにも積極的に取り組んだりしている例も見られるし、米国の手法を勉強してから開業している例もあると聞く。また、メディア、政治への発言も若い世代を中心に活発化している。今後に期待したいところである。

註・・・・・・・・・・・・・・・・・・・・・・・・・・・・・
1 経営学修士（MBA）取得のため、実務経験まで要求される場合が多い。
2 あくまで内容のことであり、日本人にとっての合格の難易度は大きく

違う。
3 最近の医療訴訟増加により、病院に所属する場合もでてきた。
4 病院などで看護婦の業務と医師の業務は分かれている。しかし、逆に看護婦の専門性も認め、専門的な看護婦は日本でいう医療もかなりこなす。
5 当初は病院もあり、完全に米国スタイルであった。現在グループ診療は盛況のうちに続いている。
6 旧来臨床治験を行なっていたのは製薬会社であったが、外注化の流れに従い臨床治験を請け負う別会社ができた。これがCROである。
7 CROの普及とともに、質のいいデータを提出できる医療機関の選別が進んだ。それにともない医療機関の治験部門をいくつか統合し管理する会社ができた。それがSMOである。

代替医療としての東洋医学
chapter 5

　ひろく医療を考えると西洋医学と東洋医学[1]がある。日本では1967年に東洋医学は、保険収載され、日本でも90％の医師が何らかの漢方薬を使っているという。しかし、少なくとも大学の講義内容を見る限り、西洋医学重視であることは明らかである。なぜであろうか？　東洋医学が無益であるというならともかく、そうではなさそうである。この答えは東洋医学が横断的な医学であるということであろう。ここに実は日本の問題点がある。

　大学、中でも医学部は縦割り機能別の代表であり、社会に新しいニーズが産まれても組織がそれについていかなかったり、東洋医学のように包括的なものを受け入れる余地が乏しい。

　いきなり話が飛ぶが、この縦割り問題は日本人の特徴でもある。精神分析学者の岸田秀は『官僚病の起源』のなかで、共同体の問題を取り上げている。彼は「日本の組織はそれ自体一つの自閉的共同体であるがその内部にいくつかの下位の自閉的共同体を抱えている」とし、その例として自由民主党をあげている。何が言いたいかというと、このために日本の文化の中では、横割りの組織が育ちにくいということである。これは、大学あるいは病院でも例外ではなく、なかなか組織・機能横断的な考えは受け入れられにくい。

　しかし最近では漢方薬は米国でも代替医療として注目されるようになっている[2]。場合によっては、日本よりも米国の方が東洋医学の研究をしているなどといった事態もありうるかもしれない。

　閑話休題、以下東洋医学について、その考え方について概説する。

【東洋医学の考え方】
　東洋医学について語る前にまず、西洋医学の特徴をみてみたい。西洋医学的な考え方はまず細分化して分析し、しかるのちに総合的に考える。言いかえれば、全体を知るためには細分化することが必要ということである。したがって、西洋医学では病名の決定ということが重要になる。そのために、自他覚所見や検査所見を総合判断する。
　一方、東洋医学では、診断は即治療につながる。診断とは、処方を決定するためであり、患者の愁訴を除くことがすべてであるという考え方になる。また経験を重要視することで、東洋医学では同じ病名であっても個別の状態によって処方が異なることもある。この部分が、再現性を重んじる科学、特にいわゆる理科系の科学により評価されない部分であった。
　繰り返すと、今の医学の得意分野は人間の身体の異常を健康状態との対比で捉え、正常な状態とどこが違うかまず見つける。そののち、その原因を取り除くことで、正常な状態に引き戻すことである。逆に、健康という異常のない状態を保つ、あるいはその状態を増進することはあまり得意でないと考えられる。例えば米国には健康診断あるいは人間ドックという考え方はないといっても過言ではない。もちろん、健康診断はあり、"Annual Health Check up" " Comprehensive Preventive Health Care Program" と呼ばれている。しかし、日本のように会社・地域がサポートしているわけではない。
　上述の話から理解できると思うが、普通、医師にかかると西洋医学の診察法で診察・診断されることになる。そこで、次にもう少し具体的に東洋医学の診察法をみてみたい。

chapter 5　代替医療としての東洋医学

表-1　陰陽の臨床上の鑑別項目

鑑別項目	陽	陰
温　度	暑がり	寒がり
顔　色	赤い	青白い
患部の色調	赤みが強い	赤みが弱い
熱　感	強い	弱い
口　渇	あり	なし
尿　量	少ない	多い
尿の色調	濃い	薄い
分泌物	濃い（膿性）	薄い（水溶性）
便　通	便秘	下痢（慢性）
性　格	明るい・陽気	暗い・陰気
活動性	高い	低い
病　状	発揚的	沈潜的
脈	頻脈傾向	徐脈傾向
治療に用いる薬剤	黄連，石膏など冷やすもの	附子，乾姜などの暖めるもの

表-2　虚実の臨床上の鑑別項目

鑑別項目	実	虚
体　格	強健	貧弱
栄養状態	良好	不良
皮膚の状態	緊張良好	緊張不良
筋　肉	発達良好	発達不良
腹　力	腹壁が厚く弾力がある	腹壁が薄く弾力が乏しい
胸脇苦満	あれば強い	あっても弱い
上腹部振水音	ないことが多い	しばしばみられる
消化機能	良好	不良

〔「特集：実地医家がはじめる漢方治療」(『臨床と薬物治療』2000年、Vol.19)より〕

表-3　葛根湯証の特徴

患者	比較的体力のある人で，炎症性の疾患または疼痛性の疾患の初期，あるいは慢性疾患の急性増悪期に用いる
症状	熱性疾患の急性期の場合は，脈は浮・数で力がある。自然発汗がなく，悪寒，発熱，頭痛，項背部のこわばりがある
	疼痛性疾患の場合は，局所の疼痛，腫脹，発赤などを認める
	皮膚疾患の場合は，体表の炎症や化膿の初期，あるいは急性増悪期で，発熱，疼痛，発赤，腫脹，あるいは強い瘙痒感がある

〔「特集：実地医家がはじめる漢方治療」(『臨床と薬物治療』2000年、Vol.19)より〕

【証とは何か】

　漢方を新たに勉強しようとすると証という、聞きなれない言葉に出会う。これはある処方が使用できる症候をさす。この概念は、特に西洋医学を中心に勉強してきた医師には非常に難解であり、漢方薬のメーカーも、あるいは処方をする医師も、西洋医学的診断に基づいた漢方処方をしている場合が多い。

　なぜ、わかりにくいのか？　例に葛根湯(かっこんとう)の証と基本概念である陰陽虚実を示す［表-1、2］。西洋医学の明確な定義に比すと、経験の要素が大きいことがわかると思われる。このあたりになると、漢方薬に関心があった医師でも、ついていけないと断念してしまう例も多い。

【四診について】

　診察方法にも特徴がある。「望診(ぼうしん)」「聞診(もんしん)」「問診(もんしん)」「切診(せっしん)」を合

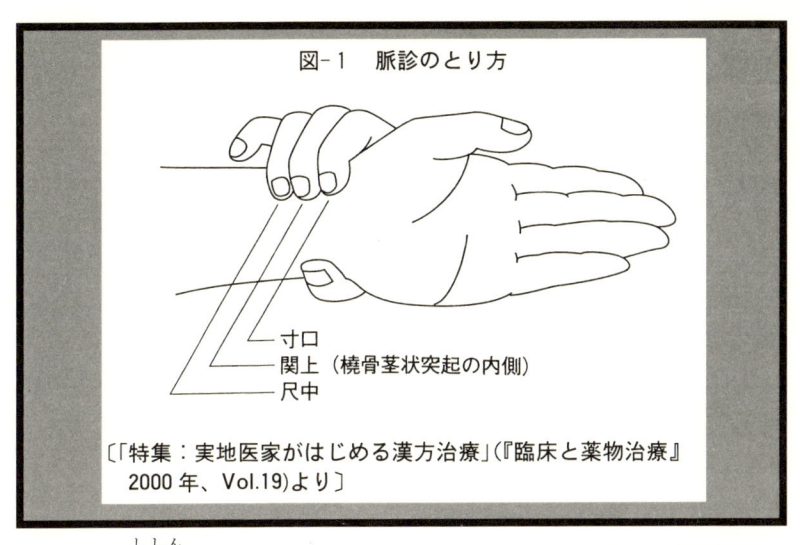

```
┌─────────────────────────────────────┐
│         図-1  脈診のとり方            │
│                                     │
│         [図]                        │
│                                     │
│         ─ 寸口                       │
│         ─ 関上（橈骨茎状突起の内側）    │
│         ─ 尺中                       │
│                                     │
│  〔「特集：実地医家がはじめる漢方治療」  │
│   (『臨床と薬物治療』2000年、Vol.19)より〕│
└─────────────────────────────────────┘
```

わせて"四診"という。簡単に説明すると「望診」は視覚による方法、「聞診」は聴覚、臭覚による方法、「問」は問診で病人の訴え、既往歴、家族歴などを聞き出す、「切診」は実際に身体に触れる診察で、「脈診」と「腹診」が主である。

　まず、「脈診」について述べよう［図-1］。西洋医学では脈拍数を測ることに主眼が置かれる[3]。一方、東洋医学では、患者の状況を知るために行なわれる。これも相当の経験がないとわからないのであるが、浮の脈、沈の脈、緊の脈、弱の脈などを区別する。

　次に、「腹診」について簡単に触れよう。まず、診察時の患者の体位が異なる。西洋医学では腹壁の緊張を和らげるため、両足は曲げてもらった状態で診察するが、逆に東洋医学では仰臥伸展位で行なうのである。これはあくまで自然の状態を重視する意味である。また、冷たい手で腹部を触ると防御反応が起き、十分な触診ができないおそれがあるので、診察前にも手を

十分に暖めて[4]から腹診を行なうように書かれている。

＊　＊　＊

　以上、東洋医学の状況、考え方について概観した。現在、日本の医学部で本格的に東洋医学を学びうる場は限られている。しかし、私の友人でも中国に行って本場の勉強を試みている者もいた。チャンスは与えられるというより、つかむものである。関心がある人にはエールを送りたい。

　もちろん、この章は漢方礼賛ではない。最近では副作用が少ないといわれていた漢方薬にも副作用がみられることがわかり[5]、やはり漢方薬といえども薬は薬で、慎重に投与することが必要である。また、東洋医学に凝りすぎ、逆に西洋医学を軽視する愚も避けたいものである。

註・・・・・・・・・・・・・・・・・・・・
1 本来、東洋医学というと、針、灸、マッサージなども含むが、医師自らがこれらを営むことはまれであるので、主として診察、漢方薬に絞って考えている。
2 米国の著名な病院戦略書 *Strategic Management Of Health Care Organization* に21世紀へのトレンドとして、代替医療について触れられている。また、ここでいう代替医療とは、西洋医学以外の東洋医学や民間療法、心理療法などといった様々な治療法を総称していう。
3 心房細動の時など、脈拍数と心拍数が違うのでこの疾患を疑うといった場合はある。
4 これは西洋医学では患者への思いやりとして書かれている。
5 小柴胡湯（しょうさいことう）による間質性肺炎などがこれにあたる。

薬のトラブルを防ぐ
chapter 6

　日本で何種類の薬が使用されているかご存知だろうか。保険収載、いいかえれば健康保険で払った額の一部が償還される仕組みに組みこまれている薬は1500種類以上、その他薬と名がつくものは数万にも上ろう。

　国によっては、先進国でもその国で使うことのできる薬の数が日本の半分以下というところもある。多くの選択肢があることは、普通はいいことだが、この場合、選択肢が多いのは本当にいいことだろうか？　皆さんのご意見をお聞かせ願いたい。

　医療サービスにはいろいろな側面があり、その中で、薬剤についての関心は特に高く、最近では、書店に行けば薬について説明した一般書が所狭しと並んでいる。薬はいうまでもなく日本の医療のきわめて重要な部分を占めている。

　本書では特に薬の安全性、情報収集について概括する。

【「責任」とは？－ＰＬ法】

　ＰＬはプロダクト・ライアビリティー（Product Liability）の略であり、製造物責任と訳される。具体的には薬剤自体に問題があった場合などを対象とする。例えば不純物の混入などである。旧来は、製造物に問題があったことの証明に加えて、製造者の故意・過失の存在の証明が必要であったが、これを証明することは、一般に専門的な知識が必要な薬の分野では困難であった。

　1995年7月1日に、このＰＬ法が改正され、現在は製品に欠陥が存在することを証明できれば損害賠償責任を追及できる製造物責任法（ＰＬ法）が制定された。被害者がメーカーの過失を立証する必要がないところに、この法律の効果に対する意味がある。ただ、流通業者や消費者に直接販売した販売業者はその有責対象に含まれないので、医師はＰＬ法で責任を追及されることはないのである。

　ソリブジン事件ではこの薬剤と抗ガン剤の相互作用で発売後1ヵ月で14人の死亡者が出た。添付文書には、抗ガン剤との「併用投与を避けること」と書かれているだけで、重篤な症状を引き起こす可能性があることには触れられていなかった。

　製薬企業は、ＰＬ法の制定以後、極めてこの種の問題に厳密になった。知り得た副作用は、どんなこまかなことでも添付文書に記載するようになったのである。あるいは、ＭＲ（Medical Representative）を通して情報を流すようになった。この事は、裏をかえせば、責任を医師に振っているともいえる。

【薬の安全性】

　ここではデータの改ざんなどの故意によるものは考えないこととする。

図-1 新薬開発過程

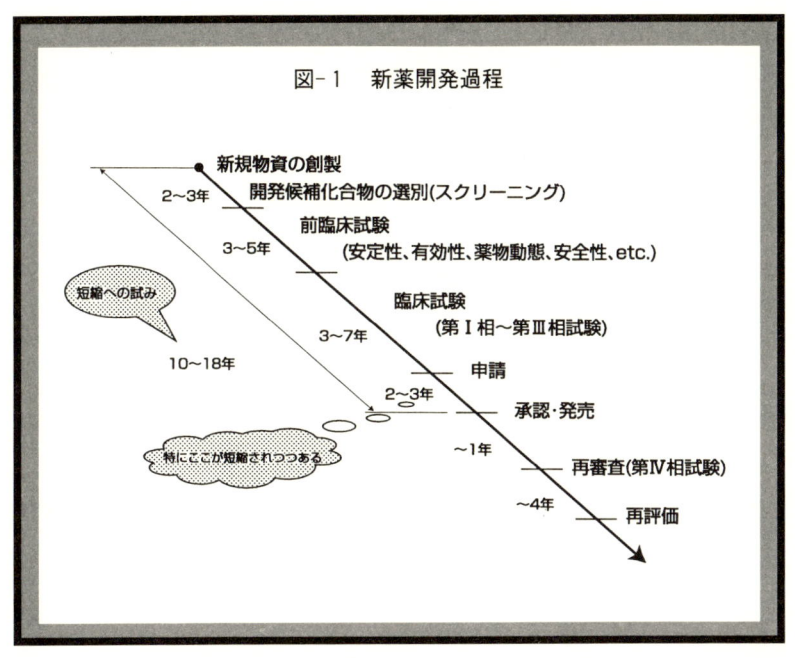

```
　　　　　　　　　●新規物資の創製
　　　2〜3年　　　　　開発候補化合物の選別(スクリーニング)
　　　　　　　　　　　前臨床試験
　　　　3〜5年　　　　　(安定性、有効性、薬物動態、安全性、etc.)
短縮への試み
　　　　　　　　　　　臨床試験
　　　　3〜7年　　　　　(第Ⅰ相〜第Ⅲ相試験)
10〜18年
　　　　　　2〜3年　　申請
　　　　　　　　　　　承認・発売
特にここが短縮されつつある　〜1年
　　　　　　　　　　　再審査(第Ⅳ相試験)
　　　　　　　〜4年
　　　　　　　　　　　再評価
```

　一般に、薬剤が適応内で使用されているのであれば、薬剤の安全性は保証されていると考えられ、その根拠は、発売前の臨床治験[1)]、発売後の再評価、再審査である。当然、厚生省が認可しているという所以も、これらの手続き、結果に問題がないと判断したからである。

　ここで、簡単に臨床治験のシステムを図示しておく［図１］。申請のための臨床試験の場合、ＧＣＰ（Good Clinical Practice）[2)]の基準にのっとって、試験を行なう必要がある。医療機関の医師が関与することになるのは、主にPHASE Ⅱと呼ばれる臨床第Ⅱ相試験、およびPHASE Ⅲと呼ばれる臨床第Ⅲ相試験である。PHASE Ⅰと呼ばれる臨床第Ⅰ相試験は、健常者対象であり、臨床薬理の専門家によって行なわれる。図２にいかに薬をつく

るのが難しいかを示した。この治験が安全に行われ有効性が確認された証左に、薬剤には添付文書がついており、この認可の内容の一部が示されている。

　ここまでは簡単である。というのもこれはあくまで原則論にすぎないからである。けれども、実際は極めてややこしい話なのである。例えば、添付文書中に記載されている副作用の項目が、論争点になるケースがある。添付文書に書いてある副作用が起きた場合にどうなるかという問題であるが、薬剤によるショックなどは、医師の〈注意義務違反〉に問われる可能性もある。

　ここで、〈注意義務違反〉について簡単に説明しておく。注意義務には民法上のものと刑法上のものがあり、民法上のもの

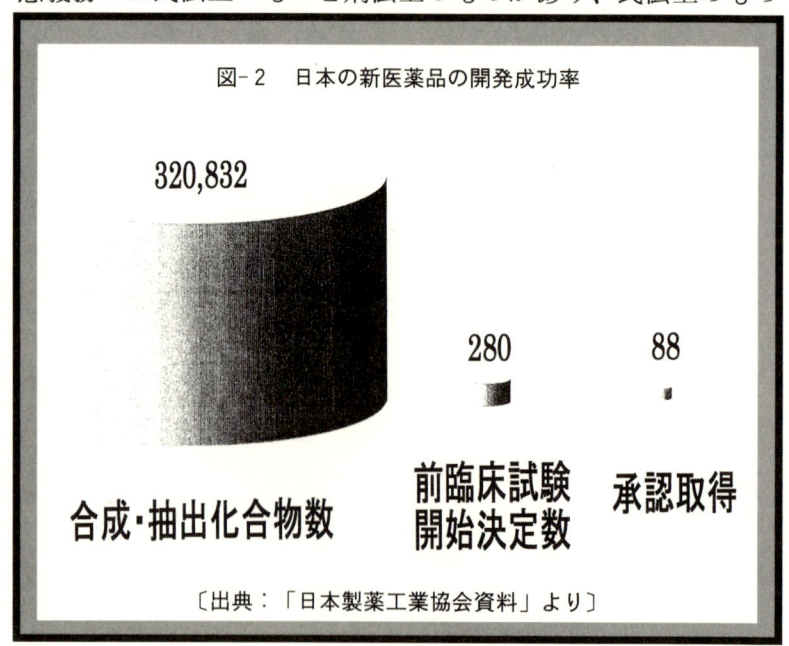

図-2　日本の新医薬品の開発成功率

320,832　合成・抽出化合物数
280　前臨床試験開始決定数
88　承認取得

〔出典：「日本製薬工業協会資料」より〕

は「当然の注意義務」と「説明義務」、刑法上のものは「結果予見義務」「結果回避義務」である。薬剤に関係あるのは、薬剤によるショックに絡めて言えば、例えば、抗生剤のテストをしなかったり、薬物過敏の問診をしなかったりすると「結果予見義務」違反に、薬物過敏でショックが起きた時に十分な救急処置を怠り、患者が死亡した場合などは「結果回避義務」違反に問われる。副作用の説明についても患者が予見できるような説明が必要であるという主張もある。これらの場合は前述のPL法にて企業の責任は問いにくい。

また、未知の副作用が起こる可能性もある。これは市販後の薬剤の使用量と、臨床治験の使用量を比較してもらえば容易にわかることである。治験はせいぜい1000例単位であり、単純に考えても0.1％の発現以下の副作用は検出できない。この場合、医師が責任を問われる可能性は低いと考えられ、むしろ、製薬企業、認可の問題につながるが、このあたりは医学の不確実性につながるのでなかなか訴訟にはなりにくいと思われる。

他方、適応外使用の問題は難しい。適応疾患には薬の安全性は保証されているが、他の疾患についての安全性は保証されていないと考えられるからで、やはり使用した医師の責任が問われる可能性は大きい。したがって、適応外使用であることと、起こり得べき副作用を患者にしっかり説明して同意をとるという努力が通常の医療行為より念入りに必要とされる。

【インターネットと副作用情報】

以上の流れからわかるように、薬剤処方時の医師の責任は大きい。特に、副作用[3]情報の見過ごしは言い逃れができない。つまり薬剤情報、特に副作用情報の収集が重要になる。なぜなら、新しい副作用が見つかったことを知らずに処方することは

許されないからである。

　なお、市販後の（見直し、すなわち）再評価は定期的で5年ごと、再審査は新医薬品について製造承認後一定の期間、有効性および安全性について再確認するもので普通6年間継続して行なう。その他副作用情報の集積は、医師からの厚生省への報告、企業の厚生省（最初に医師から企業へ）への報告で行なわれている。

　医師がどのように副作用情報を得るかは極めて重要である。上述した添付文書、厚生省医薬品副作用情報、緊急安全情報、再審査、再評価の資料、インターネット、データベースの活用などが考えられる。

　1999年6月には医師・歯科医師、薬剤師など医療関係者を対象のインターネットを介する医療用医薬品の添付文書情報、副作用情報などを提供する厚生省の「医薬品情報提供システム」が発足した。これには、多い時では1日300人ほどのアクセスがあるようで、医薬品に対する医療関係者の関心の高さを窺わせる。

　インターネット上で検索できる副作用情報は、①公的機関から提供されている情報、②製薬メーカーなど民間の機関から提供されている情報、③文献検索用の情報、④患者向けの情報、に大別される。

＊　＊　＊

　薬によるトラブルは、製薬会社にとっても医師にとっても不幸なことである。本文中では敢えて詳しく触れなかったが、不注意、故意によるトラブルが多くあったことは事実である。今後、お互いの努力で薬のトラブルを減らしていきたい。

註・・・・・・・・・・・・・・・・・・・・・・・・・・・・・・
1 国内で薬剤を販売するには厚生省の認可が必要である。認可を得るためには手順にのっとって試験を行なわねばならない。その試験のことを指す。
2 厚生省に薬品を販売するためには、臨床治験を行ないその結果、有効性が認められなければならない。その臨床治験を行なうための基準がGCPである。つい最近も、脳代謝改善剤の1つがこの新しい基準にのっとって試験を行なった結果、有効性が実証できなかった。
3 副作用とは、疾病の予防、診断、治療、または生理機能を正常にする目的で医薬品を投与したとき、人体に通常使用される量によって発現する、有害かつ予期しない反応のことをここではいう。

グローバライゼイションと医療
chapter 7

　冷戦の終了後、国家間の大きな対立がなくなり、各種巨大企業によるグローバライゼイションの動きが盛んになっている。日本の場合、一般的には、諸外国より規制が多いので、規制緩和がグローバライゼイションとリンクして位置づけられており、これは、今、巷間を騒がしている金融ビッグバンを含め、流通業における大店法の問題等多岐にわたると思われる。また、これは各種サービスを受ける個人にとっては自己責任の原則が徹底されることを意味する。金融の世界では、個人でも為替リスクのある外国商品を扱う場合など、自分でも情報を入れて考え、例えばカントリーリスク等を考慮に入れて金融商品を選ばなければならないわけである。

　医療経済学で有名な京都大学経済学部の西村周三教授によると、医療界もビッグバンを迎えているとのことで、これは言い換えれば、グローバライゼイション、規制緩和、自己責任を医療に適応するとどうなるかということであるが、基本的な考えとしては、金融の世界と同じことが医療の分野にもいえることになる。ただ、医療の場合は人の生命に関わる問題なので、金融より（もちろんお金の問題が生命に関わることもあるが……）厳しい問題を抱えているわけで、規制緩和、自己責任ですべてが片づくわけではない。

　さて、グローバライゼイションの別の柱として「標準化」があげられる。グローバライゼイションのために標準化が必要なのか、グローバライゼイションしたから標準化されたのかは、鶏が先か、卵が先か的な論議であるが、いずれにせよ、グロー

バライゼイションが起こると企業の中で標準化、全世界統一規格的なものができるのは、マクドナルドの接客マニュアル、サブウェイでのサンドイッチの作り方、スターバックスコーヒーのメニュー等をみれば明らかであると思う。

　これらは米国流の経営手法であり、読者の中には米国流すなわち国際的なスタンダードと考える向きも多いかと思うが、必ずしもそうではない。標準化などは、移民が多く、価値観が多様な国民からなる米国だからこそ必要なのであって、日本のように教育レベルが高い単一民族からなる国家には不用の経営手段であるという反論がある。実際、日本でマクドナルド的にマニュアル化されたサービスを好まない人は多い。

　しかし、医療の分野で今後導入される可能性が高く、それが標準化に結びつきうるものとして、私が考えつくだけで、DRG（Diagnosis Related Groups：診断群別分類）、EBM（Evidence-Based Medicine）、電子カルテなどがあり、これらのどれひとつをとってみても現在の医療の手法に大きな影響を与えると思われる。

【企業におけるグローバル化、標準化】

グローバル化が遅れた流通業、金融業とは対照的に、日本においても製造業は国際競争力があり、これが近年の株価の二極化に現れているといわれている（1979年時）。

少なくとも製造業の場合、製造物の大元である資本財（例えばモーター）については、日本の製造業が圧倒的な強さを持つと考えていいように思う。また、遅い早いはあるにしても、製造業以外の業種もグローバル化に対応せざる負えない状況の中、それに乗りおくれた会社は倒産したり、吸収合併されたりすることにもなろう。身近なところでは、金融ビッグバンにより、金融商品で今まで日本では入手できなかったタイプのものが国内で入手できるようになってきた。これは、薬品に関しても同様であり、今まで入手できなかった薬品が、インターネット、個人輸入を通して購入可能になり、あるいは、規制緩和により、欧米の新薬がいち早く日本で購入できるようになるであろう。

一方、医療産業においては、グローバル化の流れは緩やかである。もちろん、医療機器においては、外資系企業の参入は多いが、病院、HMO（Health Maintenance Organization）については、私の知る限りでは本格参入は皆無である。逆に日本の病院が東南アジアに進出したという話は聞くので、百パーセントそうとは言い切れないが、やはり、病院自体のビジネスはドメスチックなものと思われているのだろうか？　それとも、日本の病院の企業経営が許されないからであろうか？

【医療におけるグローバライゼイション、標準化】

さて、医療というのは、産業として考えるとドメスチックな分野であり、地域密着という点は、いかにグローバライゼイションの時代とはいえ、変わらない。しかし、グローバライゼイ

ションの波は、医療の分野など、ドメスチックな分野にも押し寄せてきているのは間違いない。
　わかりやすく説明するのに弁護士を例に取り上げる。法律は国ごとに違うので、弁護士は医師と同様に非常にドメスチックな職業であるというのは皆さんうなずけるであろう。
　医師の場合には地域、地域によりある程度学閥が存在しており、地域密着という点では望ましいのであるが、医師のメンタリティーという点では他業種に比べ国際化というテンポに遅れがちになる。留学している医師も多いが、医療職でなく研究職での私費留学が大部分であり、欧米の医療を見聞する機会には乏しく、まして欧米での医師免許資格を取っている例は、さらに少なくなる。これは、企業、官庁での経営幹部候補が、かなりの割合でビジネスとしての海外勤務の経験があるのと対照的である。
　標準化という点からみると、医師というのは標準化、規格化をきらう業態である。名人芸という言葉に代表されるように、特に外科系ではお家芸のようになった手術法を持っている場合もある。そもそも、卒前教育でも国家試験対策という意味で全国共通的なものはあるにせよ、全国的な治療法の比較などの説明は皆無であるし、また、必要ないと考えられている。
　それは卒後臨床研修や教育の現場においても同じことが言える。治療にあたっては成書、文献、先輩の指導に基づく一方で、患者の入院から退院を含めた手順については全く個々の医師にゆだねられている。一般的に、医師が標準化を嫌うということは、病院の経営主体が医師である以上、医療界は、標準化については極めて保守的な態度を取ると思われる。しかし、最近、医師の一部と看護婦を中心にクリティカル・パス（Critical Path）[1]という管理手法［図-1］が注目されている。これは米

図-1　腎亜全摘出術クリティカルパス

資料4　胃亜全摘出術クリティカルパス

	入院当日～手術前前日	手術前日	手術当日	術後1日目	2日目	3～5日目	6日目	7日目	8日目	9～10日目	11～14日目	15日目	16日目 退院
治療・処置			胃tube14F挿入 バルーンカテ留置		バルーンカテ抜去	エピ抜去（4日目までに）	胃tube抜去	全抜糸	ドレーン全抜去				
検査	胸・腹X－P，血算・生化，感染症，ECG，Spiro，検尿，Echo，CT，GIF，MDL，EUS		胸・腹X－P	胸・腹X－P 血算・生化		胸・腹X－P 血算・生化 （3日目）	術後透視	血算・生化		胸・腹X－P （10日目）			
薬	常用薬の確認	下剤（15時マグコロール） 不眠時　眠剤	GE150mℓ（AM6時） 抗生剤（手術中）→	→	→	●（3日目）							
既往歴	既往歴の確認												
活動	フリー →	●	2時間ごとの体位交換	立位	トイレ歩行								
栄養・食事	常食or特別食	夕食　流動	絶飲食 → 点滴持続 →	→	→	● ロックor抜針 →	水分可 →	第1病日食 →	第2病日食 →	以後2日上がり→ 第3病日食 ●	第5，第7	全粥	全粥
排泄			排便（性状，回数，有無）→ 腹部症状 → 尿量 → 胃tube（性状，量）→	→	→	→	→ → → ●	→ → ●	→	→	→	→	● ●
呼吸・循環 体温			麻酔覚醒状態 → 呼吸，血圧 → 脈拍，体温 → 水分バランスの観察 → O_2吸入（帰室後6時間， 深呼吸，排痰励行，ネブライザー）→	● 4検 4検 → →	→	3検 ● 3検 → ●（3日目） ●（3日目）	2検	→ ●	→	→	→	→	●
安全・安楽			疼痛，Line，確認 → ベッド柵，NsCall，確認	→	→	→ ●（3日目）	●						
創部・皮膚	パッチテスト		創，ドレーンの観察 → 皮膚障害の有無（臀部，創周囲）→	→	→	→	→	→	● ●				
清潔	隔日入浴	除毛，入浴，洗髪		清拭		清拭（隔日）			シャワー可				
教育・指導	手術前オリエンテーション（看護婦，医師） 呼吸訓練（ネブライザー，呼吸訓練器，深呼吸）→	手術前オリエンテーション（麻酔医） ●	家族への手術内容の説明				食事指導				服薬指導 食事指導	生活指導	
書類	治療計画書，手術承諾書	手術申込み書											
心理	不安，不穏などの確認 →	→	→	→	→	→	→	→	→	→	→	→	●

〔出典：武藤正樹他『クリティカルパス作成・活用ガイド』（日本総研）より〕

国ではマネジドケアの管理に対抗して行なわれている部分もあるのだが、日本でも急速に普及しつつある。

こういったわけで、医療界はグローバライゼイション、標準化には極めてなじみにくい業態である。しかし、病院経営などの医療機関の経営にも、近代経営手法の導入がある意味では必然である。

【EBMの拡がり】

医師が患者を診て、次のアクションを決定するとき、どんな基準によって検査や治療法の選択を行なっているのかと言えば、大体において次のような次第であろう。①先輩医師の指導、②成書による、③文献による。実際に忙しい医療現場をかんがみると、多種多様におよぶ検査、治療に対していちいち文献を調べる時間などはほとんどなく、①、②を拠り所にする場合がほとんどであろう。また、まれに③において文献をひも解くにしても、中にはその行なわれた研究、試験により、科学的、客観的な根拠が薄弱なものもあると思われる。

医療は伝承的な側面を持つ学問であり、一概にどちらがいいとは言えない問題かもしれない。①、②を否定するわけでは毛頭ないが、それでも外国のドクターと討論する場合は、やはり③が必要であるし、もし、医療訴訟になったりした場合に問題になることも将来はありうるであろう。

最近、医療の根拠である、経験、文献、文献に示された成績の科学的妥当性を分析、検討したうえで、治療法を決定するという、EBMが注目されており、この考えに沿った教科書もいくつか出版されている。この考え方は大規模臨床試験による薬剤の有効性になじみやすいものである。

私自身は、実際には、この根拠（Evidence）に何を採るかと

いう考え方に2種類あると思っている。すなわち、基礎的なEvidenceと臨床的なEvidenceである。日本では大規模臨床試験が行なわれにくかったという背景のもとに臨床的なEvidenceが乏しく、病態生理に基づく基礎的なEvidenceをもとに処方が行なわれているケースも多い。

　人種差のある外国人に対して行なわれ、統計解析であいまいさを却下したデータをもとに考えるのと、厳密に組み立てられたラット等のデータをもとに考えるのとどちらがいいかは別問題として、今後、諸外国の大規模臨床試験をもとに処方が構築されていくことになるのはグローバライゼイションという点からも明白であろう。しかし、人種差の問題は大きな問題として残るので、本邦での大規模臨床試験の充実が待たれる。

註・・・・・・・・・・・・・・・・・・・・・・・・・・・・・・
1 クリニカル・パス（Clinical Path）ともいう。図-1に示されたようにある疾患の治療法を標準化することまたその方法。

医療行政の変化を前に―医療ビックバンの始まり―
chapter 8

　この章だけ、書いてあることが難しいが勘弁して欲しい。医療にも経済学的な視点が必要なので、この章を入れた。経済学というと、すぐ金もうけのことを思い浮かべてしまう向きもあろうが、本来経済学とは「経世済民」の学問で、世をおさめる考え方にもつながる。

　従来、医療では公的な部分が強調されすぎるあまり、経営的な側面あるいはマネジメントといった議論が軽視されてきた。しかし、近年、いままで述べてきたようにいくつかの点で、医療におけるビジネスとしての要素が問い直されている。

　具体的には、①経団連等による、営利法人の医療への参入要請問題、②医療の質評価のための競争原理導入の議論、③医療の質評価のための、情報公開あるいは第三者機関の設置、④介護保険による介護領域における民間業者の参入許可、⑤医療費削減圧力に伴う効率的な医療機関経営へのプレッシャー等々、ランダムにあげてもいくつかある。これらは、医療界への規制緩和、標準化、情報化につながると理解される。

【経済学的視点からの医療】

　経済学では、財を"私的財"と"公共財"に分けている。その区分は、競合性のあるなし、排他性のあるなしに基づくが――詳細は経済学の論に譲りたい――国防とか、消防は競合性、排他性を持たないその代表例である。

　医療業界では、価格競争こそ表面上はみられないが、サービス面での競争は、既に医療機関間同士では激化しており、競争は存在している。この点で、医療は私的財の要素を持つ。話がずれるが、実は、価格においても、個人負担を減らすなどの方法で、価格競争に類似したものは行なわれている。

　一方、経済学的にいう"価値財"とは、公共財、私的財とは違った考え方であり、価値財とは、市場メカニズムを通じるだけでは社会的にみた必要量まで、十分に供給（消費）されない恐れが強いため、公共福祉の立場から公的セクターが強制、説得、費用保障によってでも割り当てる財をいう。これは、ある意味では政策的な考え方である。

　結論として、医療は私的財であるが価値財であると考えられる。

【医療をつかさどるもの】

　以上の議論を受けて、医療をつかさどるものが、公であるべきか、民であるべきかを考えたい。民間が担う医療というと米国の医療を、公的医療というと英国を想像される方が多いかもしれない。しかし、設立母体をもとに、民間か公的なものかという観点でいくと、比率は別にすれば米国、英国、日本ともに両方の混在である。注意がいるのは英国で、英国では、NHS（National Health Service）[1]による国立（的）な病院の他に、民間立の病院がある。ただし、この費用は個人払い（民間医療保

険での支払いはもちろん可）である。

　日本はというと、皆さんの周りを振り返っていただけばわかるように、中心は民間医療である。しかし、ここで特記すべきは、医療という財が日本では、価値財とみなされ、公的な介入が多いために、多くの消費者が医療のみならず医療機関が公的なものだと思っており、場合によっては、公的・私的の意識さえなく"お医者さん"という、公正無私な存在と同一視してしまっていることさえあるということだ。

　困ったことに医師の側も、医局派遣で人事のほとんどが決まってしまうことともあいまって、自分の所属が公的な施設なのか私的な施設なのかも関心さえないことが多い。言いかえれば、消費者である患者のみならず、医師、医療機関も自らを公的と考えている節がある。

　しかし、実態は異なるのであって、医療施設はサービス産業に属するのであり、全国の１万弱の病院中、その多くは民間病院であり、診療所はほとんどが民間施設なのである。このことを認識すると、医療は税金で賄われている福祉ではなく、産業であることがよくわかると思われる。旧来、医療について経営あるいはビジネス的な側面での議論が少ないのは、この部分の認識の甘さ（もしかすると故意かもしれないが？）によると思われる。

　次に、営利、非営利という切り口で考えたい。法律上は、営業活動を行なうものの守るべきは商法であり、財団法人や医療法人といった公益法人は一般法としては民法を守ることになる。私は法律家ではないので、極めて初歩的な表であるが、公益法人の位置づけの図を掲げる。米国においては営利法人が、医療を行なっている例もあるが、日本では古くからあるほんの一部の企業立病院が営利法人であるのみで、それも経営的には営利

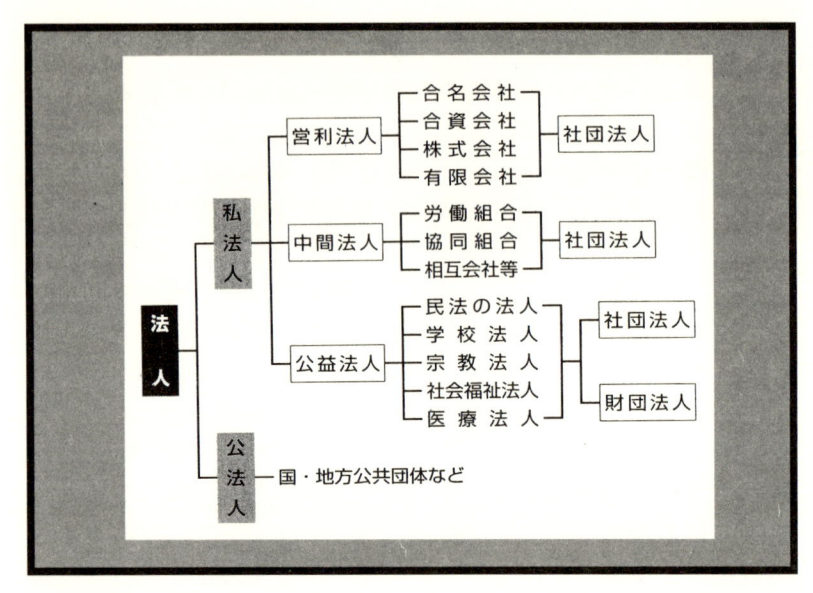

```
                    ┌─合名会社─┐
         ┌─営利法人─┤ 合資会社 ├─社団法人
         │          │ 株式会社 │
         │          └─有限会社─┘
         │
         │          ┌─労働組合─┐
    ┌─私─┼─中間法人─┤ 協同組合 ├─社団法人
    │ 法 │          └─相互会社等┘
    │ 人 │
法─┤    │          ┌─民法の法人┐┌─社団法人
    │    │          │ 学校法人 ├┤
    │    └─公益法人─┤ 宗教法人 │└─財団法人
    │               │社会福祉法人│
    │               └─医療法人─┘
    │
    └─公法人──国・地方公共団体など
```

を意識しておらず、実質上日本には営利目的の医療機関はないと考えられる。

ただ、ここで営利、非営利を考え直したいのであるが、非営利といっても、医療法人の場合は、多額の補助を得ている社会福祉法人とは異なり、従業員のための給料、管理費、設備費等は、自ら"稼ぐ"必要があり、その意味で医療法人の経営者には、経営のセンスが必要とされる。言い換えれば、医療機関も収益を上げることは必要とされているわけで、この点では営利も非営利も大差ない。

【医療行政の変化】

以上の議論からわかるように、医療というものは公的な部分をかなりもつ。その意味で、行政の関与・介入は必然であるともいえる。日本に比すと、圧倒的に行政の関与が少ない米国で

も、医療経営の教科書には外部環境の重要性[2]が強調されている。しかし、日本では従来この部分に医師は関心が少なく、せいぜい病院の事務長があちこちから情報をかきあつめているのが現状である。

　矛盾するようだが医療現場をつかさどっているものの考え方が変化しない限り、制度変更のみでは本当の医療改革が起き得ないこともまた真実である。医療行政の変化にも注意を払うようにしたいものである。

【医療界における戦略について】
　日本医師会は別であるが、一般に医師、特に勤務医は主張が少ない。現場の仕事に忙殺されているせいだとは思うが、そのためアルバイトの報酬が何年間も変化がないなどという異常事態もおこっているわけだ。しかし、やみくもに主張すればいいというものでもない。

　日本では「戦略」は育ちにくいといわれる。一般企業の経営においても、欧米流の戦略的経営学を学んだ人でなく、現場からのたたき上げの経営者が多かったからである。しかしながら、近年の景気後退を通して、MBAに代表される欧米流の経営を学ぼうという機運が高まっている。

　同様に現場主義が強いという点では、日本の医療界もかなりのものだと言えるかもしれない。現に、医師でかつ医療政策・経済あるいは病院管理学といった経営学的な視点を持った専門家が少ない。現場が大切なのはいうまでもないことであるが、ただ現場感覚でのみ物事を考えていたら、全体がどうしたらよくなるかという発想は出てこない。現場から離れて全体が見渡せるところで戦略論を考える必要があるのである。

註・・・・・・・・・・・・・・・・・・・・・・・・
1 英国の国営医療体系。医療機関への支払いは人頭払い、財源が税といった特徴がある。近年では国立病院を独立会計にするなどの変革が行なわれている。
2 日本でいえば診療報酬点数の変化など、政府の方針が代表である。

● 参考にした書籍・文献

【単行本】

Ginter PM, Swayne LM, Duncan WJ. *Strategic Management Of Health Care Organization*. 3 rd Ed. 1998 Blackwell
トーマス・ボーデンハイマー、ケビン・グラムバッハ／下村健、小林明子、亀田俊忠、西山正徳 訳『アメリカ医療の夢と現実』(社会保険研究所、2000)
縣俊彦『EBM　臨床医学研究の方法論』(中外医学社、1998)
大野剛義『「所有」から「利用」へ』(日本経済新聞社、1999)
斎藤精一郎『10年デフレ』(日本経済新聞社、1998)
高梨智弘『リスクマネジメント入門』(日本経済新聞社)
柴田昭、田辺功『医を変える』(西村書店、1994)
中川米造『医学の不確実性』(日本評論社、1996)
『医療・病院管理用語辞典』(株式会社ミクス、1997)
濃沼信夫『医療のグローバルスタンダード』(株式会社ミクス、2000)
広井良典『医療の経済学』(日本経済新聞社、1994)
西村周三『医療ビッグバン』(日本医療企画、1998)
大竹美喜『医療ビックバンのすすめⅡ─医療改革シナリオをつぶすな』(NHK出版、2000)
田中滋『医療政策とヘルスエコノミクス』(日本評論社、1993)
『医療費のことがわかる本』(医療保険研究会、1999)
広井良典『医療保険改革の構想』(日本経済新聞社、1997)
牛島信『株主代表訴訟』(幻冬社、1998)
岸田秀『官僚病の起源』(新書館、1997)
上条俊昭『急成長するヘルスケアマーケット』(東洋経済、1999)
『勤務医宣言』(ジャミック社、1995)
武藤正樹他『クリティカルパス作成・活用ガイド』(日本総研、1998)
中野次郎『誤診列島』(集英社、2000)
『目で見る医療保険白書』(ぎょうせい、1998)
山田光胤『図説東洋医学　湯液編Ⅰ』(学習研究社、1984)
川淵孝一『視界ゼロ時代の病医院経営』(医学書院、2000)
二木立『世界一の医療費抑制策を見直す時期』(勁草書房、1995)
大羽宏一、森川均『早わかり製造物責任（ＰＬ）法のすべて』(日本経済新聞社、1994)
野口一重『早分かり図解で見るDRG』(日本医療企画、1999)
林義人『代替医療革命』(廣済堂出版、1999)
唐津一『日本経済の底力』(日本経済新聞社、1998)
二木立『保健・医療・福祉連合体』(医学書院、1998)

【文献・雑誌】

A Enthoven On the ideal market structure for third−party purchasing of health care. Social Science and Medicine 39 pp 1413−1424 1994

T Mano and F Araya *How do we improve the quality of clinical trials in Japan？−The Role of Medical Doctor−* QA Journal 3：71−75 1999

吉田聡『Medical 朝日』(1999年7月号、「海外留学事情」の頁)

柴山良彦「インターネットと副作用情報」(『総合臨床』1999年、48)

真野俊樹『ばんぶう』(2000年5月号)

真野俊樹「医学部大学院化構想に対する提言」(『内科学会専門医会誌』1999年11月号)

真野俊樹「医療の標準化の潮流」(『治療』1998年9月−12月号)

真野俊樹『治療』(1998年5月号)

真野俊樹『治療』(1999年12月号)

真野俊樹『社会保険旬報』(2000年5月11日号)

中村勝己『治療』(1999年12月号)

長谷川敏彦「世界を飲みこむ健康改革の人類史的潮流−総論」(『公衆衛生』62 No.1、1998年)

『内科』臨時増刊(Vol.79／No.6、1997年)

「特集：実地医家がはじめる漢方治療」(『臨床と薬物治療』2000年、Vol.19)

おわりに

　私は医師には医学という本業以外にも重要な役割があるのではないかと考えている。それは現実と合致しているかどうかは別にして、現実の医学部人気が裏付けているように、医師という職業が専門職の代表として期待されている点である。言いかえれば専門職の代表である医師は社会に大きな影響を与え得るので、その模範としての生き方を示さなければならないと思う。以下にその例として「組織構成員の模範例」、「社会でリスクをとる模範例」として2つ考察してみる。

【組織構成員の模範例として】
　マネージメントがない業種の代表であると考えられてきた病院について、面白い視点が見られる。『「所有」から「利用」へ』の著者である大野剛義氏がその著書の中で、今後の組織について次のような注目すべき発言を行なっていた。
　「多くの経営組織にも、医療の世界でみられるスペシャリストによって構成されるチーム型組織が不可欠になるだろう。ピラミッドの組織からフラットで重構造の組織に転換が進み、スペシャリストがテーマに応じてプロジェクトチームを組み、スピーディかつ効率的に業務を遂行していく時代が来る」
　考えてみれば、われわれ医師は患者を診察する時、特に入院患者の中で、ケースが複雑な場合などは、各科の専門医のコンサルトを受けながら意思決定する。また、カンファレンスの時は、専門家としての忌憚のない意見が飛び交うことが多く、明らかに企業における会議などよりは柔軟に議論がなされる。従来病院におけるこのスペシャリスト集団は、組織上管理が難しく（病院には事務系を除くとほとんどがスペシャリストである）、病院マネジメントの問題点の1つであると考えられていた。し

かし、情報技術などを使ったマネジメント技術の進歩により、近い未来にはむしろ新時代のスペシャリスト主導のマネジメントスタイルの模範となるものかもしれない。

　国際化時代を迎え、「自己責任」とか「個」の確立とかが重要であると言われる。組織にも、意見が食い違ってもプロ意識をもって自分の意見を主張できる専門家、また自分の倫理観を社会・会社の論理より優先することができる専門家が必要である。その専門家たり得る職業の１つは、医師ではないだろうか？

　【社会でリスクをとる模範例として】
　経済企画庁長官の堺屋太一氏は、リスクがとれる社会を視野においている。サラリーマンの社会でのリスクは転職と独立であろう。リスクを取るには、当然、①自信と、②それを裏づける能力、③機会、それに願わくば、④失敗した時のある程度の保証が必要である。

　以下、現在の日本の状況はどうかを順に考察してみる。

　①自信；特に中高年サラリーマンを中心に日本全体が自信喪失状態にあると考えられる。しかし、20代の若者を中心にして何かやってやろう、やれるはずだという人は増えていると言われている。

　②能力；根源的には教育の問題に立ち返る。日本の教育システムがいいのか悪いのかは、ここで論じるのは難しい。現状では一応、楽観論に組し、日本人は、独創力には不安があるが高い教育のおかげで潜在能力は高いとしておく。しかし一方では、社外で通じる普遍的な能力が育てられていないので、市場価値の低い人が多いことは事実である。

　③機会；経営上の問題から、リストラなどで転職を余儀なくさせられているサラリーマンは多く、リスクを取る、あるい

は取らざる負えない機会は多い。また、積極的に独立しようという人も増えている。
④失敗したときの保証；これは失敗を取り返す話をしているのであって、もちろん、失敗しても損をしない話をしているわけではない。米国の例では、失敗の数はある意味では経験であり、一般に経験が多いほど能力は高いことが多いので、失敗した人にもまた機会を与えるという意味である。日本では、一度失敗すると「後ろ指をさす」などするが、こういう考え方はすぐになくすべきである。

個々の専門能力を高め、失敗を悪く評価しない環境を作れば、リスクを取る中で成功していく人は多いのではないかと考えられる。妙な言い方だが、医師は法を犯したりしなければ医師である。仮に開業に失敗しようが、ベンチャービジネスで失敗しようが医師なのである。その意味で医師ほどリスクを取りやすい職業もないと思われるがいかがであろうか？

＊　＊　＊

以上、概観してきたことからわかるように、今後の医療をめぐる状況は決して楽なものではない。同様に、医療界に生きる医師にとっても厳しい時代がやってきた。言いかえれば競争の時代の到来である。金融界をみてもわかるように、競争がない護送船団方式は終わりを告げた。競争がないと発展もないということは、普遍的な真理のように思われる。その意味で、医療界・医師の現状をできる限り正確に認識したうえで、医師になりたいという人が増えるべきであろう。

われわれ、あるいは少し前のように情報が少なく、高校教師が偏差値の高低のみで医学部を勧めるという愚は繰り返しては

ならない。

　この本で私が述べたかったことは、医師には専門知識というかけがえのない財産があるということである。そしてこれをどう使うかは各人の意志による。高度な専門能力を持つ医師が積極的にあらゆる分野で発言したり、他業種へ進出していくことはこの模範例になり得るのではないかと思っている。
　本書では筆者が医療政策・医療経済・病院経営学を志す医師であるために、経済的な側面の分析に偏ったかもしれない。言うまでもなく、人の行動を決するのは経済学的なものだけではない。医療や介護の世界は決して経済学的な理屈のみで動いているわけではない。むしろ、述べてきたように考え方や生き方が問われる時代になっていると言えよう。
　この本が、医師を含めさまざまな方に、医師のさまざまな状況、今後の可能性をお知らせする一助になれば望外の喜びである。

　　　2000年8月30日

　　　　　　　　　　　　　　　　　　　　　　　真野　俊樹

真野俊樹（まの・としき）
昭和62（1987）年3月、名古屋大学医学部卒業。
名古屋第Ｉ赤十字病院研修医、安城更生病院内科医、藤田保健衛生大学を経て、平成7（1995）年9月、米国コーネル大学薬理学研究員、その後、外資系製薬企業、国内製薬企業のマネジメントに携わる。同時に通信教育にて英国レスター大学大学院でＭＢＡ取得。一方、平成10（1998）年9月から慶応大学大学院経営管理研究科研究生（田中滋教授）として医療政策、医療経済の研究、同時に国立医療・病院管理研究所医療政策部長谷川敏彦先生のもとで病院経営の研究に携わる。平成12（2000）年5月から昭和大学医学部公衆衛生学（病院管理学担当）専任講師。また、米国財団法人野口医学研究所評議員として日米の医学交流にも携わる。講演多数。
資格：医師、医学博士（内科学）、ＭＢＡ（英国レスター大学大学院）、ケアマネージャー、日本内科学会認定専門医、東洋医学会認定専門医、日本医師会認定産業医、日本臨床薬理学会認定医を持つ。
Ｅ－ｍａｉｌ：mano@mdphd.com

医師は変われるか-医療の新しい可能性を求めて-

2000年10月23日初版第1刷
2001年5月21日初版第2刷

Ⓒ著　者　真　野　俊　樹

発行所　株式会社　は　る　書　房

〒101－0065　東京都千代田区西神田1－3－14根木ビル
　　　　　　TEL03－3293－8549／FAX03－3293－8558
　　　　　　　　　　振替00110－6－33327

落丁・乱丁本はお取替いたします。
印刷　中央精版印刷／組版　BIG MAMA
ISBN 4－89984－012－8　C0047

ひまわりシステムのまちづくり　—進化する社会システム—　日本・地域と科学の出会い館編

日本ゼロ分のイチ村おこし運動とは何か？——郵便局と自治体が手を組み、農協、公立病院、開業医、警察の協力を得て、お年寄りに思いやりの郵便・巡回サービス、ひまわりシステム事業を生むなど、鳥取県八頭（やず）郡智頭（ちづ）町で展開されている、地域おこしの目覚ましい成果はいかにして可能になったか。Ａ５判並製・278頁　　■本体2000円

キャラバン風紀行　—"ボランティア"を超えたぼらんてぃあ的生き方—　風人の会編／日本青年奉仕協会協力

もう一つの日本地図を求めて、一年間ボランティアという活動を経験した若者たちが、北海道から沖縄まで３ヵ月間のキャラバンで、さまざまな活動先を再訪した。読者が気軽に訪ねられる新しい生き方の旅ガイドブック。Ａ５判並製・248頁　　■本体1700円

身体障害者の見た　知的障害をもつ人たちの世界　　江口正彦

自身が難病の特発性大腿骨骨頭壊死症を患いながらも、重度知的障害者更生施設で水泳ボランティアとして活動する。ボランティア活動が生み出すこころの癒し、共生の感覚を実感してゆく日々を丹念に記録。四六判並製・208頁　　■本体1553円

医師との対話　—これからの移植医療を考えるために—　トリオ・ジャパン編集

海外での移植を選択した３組の家族がそれぞれ医療の現場で体験した悩みや不安、医師との関わり方の難しさ、あるいは「医療」そのものに対する思いを、医師へのインタビューのなかで自ら問題提起しつつ明らかにしていく。医師との「対話」の中に、日本の医療の明日が見える。Ａ５判並製・352頁　　■本体2400円

移植者として伝えたいこと　—腎移植者13人の移植体験—　日本移植者協議会編

移植者が自らの体験を座談会や手記の形で語る。移植がもたらしたプラス面だけでなく、移植前後のさまざまな不安あるいは疑問（ドナーのこと、術後の拒絶反応や医療費の問題など）すべてに答える。四六判並製・256頁　　■本体1553円

阪神大震災に学ぶ　医療と人の危機管理　　内藤秀宗編著

大災害発生から３日間を乗り切るための対策や地震に強い病院づくりなどを具体的に記しているほか、病院機能が軒並み低下するなか患者の救護を続けた医師や看護婦らの悲しみや恐怖などの「本音」も手記の形で多数収録。Ａ５判並製・256頁　　■本体2427円

医療を変えるのは誰か？　—医師たちの選択—　高瀬義昌編著

30−40代の医師たち６人が、これまで医療の現場で経験したことや、日常の中で今感じていること、医療に携わる者としてのこだわりなどについて語る。そこには、様々な葛藤や挫折を乗り越えて、ひとりの人間として成長していく過程が率直に描かれている。四六判上製・352頁　　■本体2200円